北京儿童医院
BEIJING CHILDREN'S HOSPITAL

福棠儿童医学发展研究中心
FUTANG RESEARCH CENTER
OF PEDIATRIC DEVELOPMENT

儿童健康
好帮手

儿童泌尿外科疾病分册

总主编 倪 鑫 沈 颖

主 编 孙 宁 张潍平

人民卫生出版社

图书在版编目（CIP）数据

儿童健康好帮手.儿童泌尿外科疾病分册/孙宁，张潍平主编.—北京：人民卫生出版社，2020

ISBN 978-7-117-29711-0

Ⅰ.①儿… Ⅱ.①孙… ②张… Ⅲ.①儿童－保健－问题解答②小儿疾病－泌尿外科学－诊疗－问题解答 Ⅳ.①R179-44②R726.9-44

中国版本图书馆 CIP 数据核字（2020）第 057382 号

| 人卫智网 | www.ipmph.com | 医学教育、学术、考试、健康，购书智慧智能综合服务平台 |
| 人卫官网 | www.pmph.com | 人卫官方资讯发布平台 |

儿童健康好帮手——儿童泌尿外科疾病分册

主　　编：孙　宁　张潍平
出版发行：人民卫生出版社（中继线 010-59780011）
地　　址：北京市朝阳区潘家园南里 19 号
邮　　编：100021
E - mail：pmph @ pmph.com
购书热线：010-59787592　010-59787584　010-65264830
印　　刷：北京顶佳世纪印刷有限公司
经　　销：新华书店
开　　本：787 × 1092　1/32　印张：4.5
字　　数：70 千字
版　　次：2020 年 5 月第 1 版　2020 年 5 月第 1 版第 1 次印刷
标准书号：ISBN 978-7-117-29711-0
定　　价：29.00 元
打击盗版举报电话：010-59787491　E-mail：WQ @ pmph.com
质量问题联系电话：010-59787234　E-mail：zhiliang @ pmph.com

编者

（按姓氏笔画排序）

王文杰　首都医科大学附属北京儿童医院

王计文　山西省儿童医院

王冠男　首都医科大学附属北京儿童医院

刘　超　首都医科大学附属北京儿童医院

孙　宁　首都医科大学附属北京儿童医院

李　宁　首都医科大学附属北京儿童医院

李振武　首都医科大学附属北京儿童医院

杨　洋　首都医科大学附属北京儿童医院

宋宏程　首都医科大学附属北京儿童医院

张旭辉　山西省儿童医院

张潍平　首都医科大学附属北京儿童医院

林德富　首都医科大学附属北京儿童医院

屈彦超　首都医科大学附属北京儿童医院

梁海燕　首都医科大学附属北京儿童医院

韩文文　首都医科大学附属北京儿童医院

焦丽丽　首都医科大学附属北京儿童医院

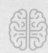

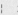

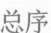

总序

Preface

2016 年 5 月,国家卫生和计划生育委员会(现称为国家卫生健康委员会)等六部委联合印发《关于加强儿童医疗卫生服务改革与发展的意见》的文件,其中指出:儿童健康事关家庭幸福和民族未来。加强儿童医疗卫生服务改革与发展,是健康中国建设和卫生事业发展的重要内容,对于保障和改善民生、提高全民健康素质具有重要意义。文件中对促进儿童预防保健提出了明确要求,开展健康知识和疾病预防知识宣传,提高家庭儿童保健意识是其中一项重要举措。

为进一步做好儿童健康知识普及与宣教工作,由国家儿童医学中心依托单位——首都医科大学附属北京儿童医院牵头,联合福棠儿童医学发展研究中心 20 家医院知名专家,共同编写了"儿童健康好帮手"系列丛书。本套丛书共计 22 分册,涵盖了儿科 22 个亚专业中的常见疾病。

　　本套丛书从儿童常见疾病及家庭常见儿童健康问题入手,以在家庭保健、门诊就医、住院治疗等过程中家长最关切的问题为重点,以图文并茂的形式,从百姓的视角,用通俗易懂的语言进行编写,集科学性、实用性、通俗性于一体。

　　本套丛书可作为家庭日常学习使用,也可用于家长在儿童患病时了解更多疾病和就医的相关知识。本套丛书既是家庭育儿的好帮手,也是临床医生进行健康宣教的好帮手。希望本套丛书能够在满足儿童健康成长,提升健康素质、和谐医患关系等方面发挥更大的作用!

总主编

2020 年 4 月

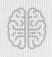

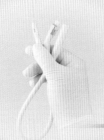

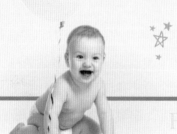

前言

Foreword

　　随着生活水平的提高,人们对儿童健康逐渐重视,尤其是对儿童泌尿生殖系统的健康更加关注。年轻的父母们对于儿童泌尿生殖系统有不少疑问,对什么是正常的发育、孩子是否真的有疾病及是否需要治疗等非常困惑。目前,全国各大儿童专科医院的小儿泌尿外科门诊人满为患,实际上就诊人群中大部分是健康咨询,而真正需要医生诊治、处理的泌尿生殖系统疾病非常少。儿童泌尿生殖系统的疾病大部分是以外阴部畸形或者异常为主,手术简单,大多适合门诊日间手术。这些手术如何开展、术后如何护理、如何随诊等注意事项都需要让父母知道。很多家长迫切需要有关儿童泌尿生殖系统的健康咨询参考资料,为此,我们特意编写了此书。

　　本书就儿童家庭护理、泌尿生殖系统诊疗过程中常见的家长最为关心的问题,以及诊疗过程中需要反复向家长讲解的问题,选取了107个常见问题,共分为三部分表述:家庭健康教育指导、门诊健康教育指导、住院健康教育指导。编者注重实用性、科学性,尽量采用深入浅出、通俗易懂、图文并茂的表达方式对家长普遍关心的泌尿生殖系统常见病的相关知识进行介绍,为年轻父母们排忧解惑。希望广大家长能通过本书获得更多的知识,及早发现儿童泌尿系统生殖常见问题。这本儿童健康成长手册适合广大的年轻父母,也可作为儿童保健工作者、基层医务人员、对泌尿外科感兴趣的医生的参考书。

由于本书以科普为主,通俗易懂,专业性不是很强。书中难免有疏漏、表述不清之处。尤其是真正需要治疗的疾病,应以医生面诊为准。请广大读者提出宝贵意见和建议,让我们一起为小儿泌尿生殖系统的健康保驾护航。

孙 宁 张潍平
2020 年 4 月

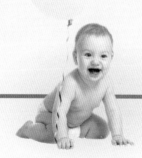

目录

Contents

1 PART 1
家庭健康教育指导

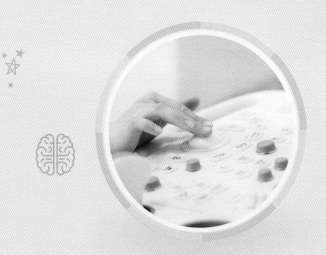

PART 2

门诊健康教育指导

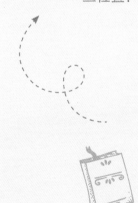
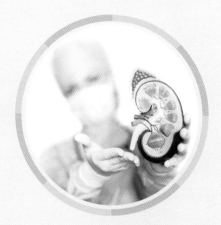

85　PART 3
住院健康教育指导

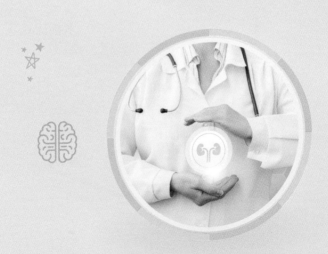

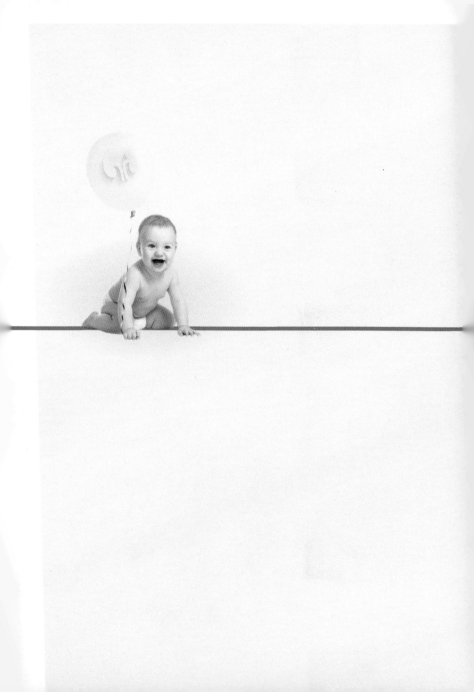

PART 1

家庭健康教育指导

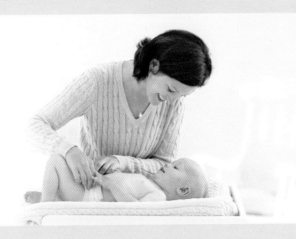

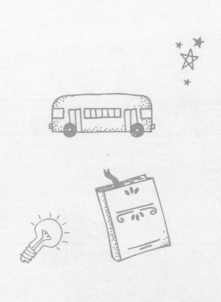

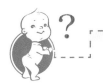

正常新生儿的阴茎外观
是什么样子？

正常新生儿出生时，基本上都呈现生理性包茎状态。即包皮口狭小，不能上翻露出阴茎头。包皮内板与阴茎头表面的上皮粘连，内、外板之间有时可以看到或摸到堆积在一起的包皮垢，可有阴茎头刺痒感。随阴茎体不断发育，包皮逐渐退缩，粘连部分吸收，慢慢会显露阴茎头。如果在小儿生长发育过程中，反复出现阴茎头包皮的红、肿等炎症，包皮口会形成瘢痕性挛缩，严重者可引起排尿困难，甚至尿潴留。

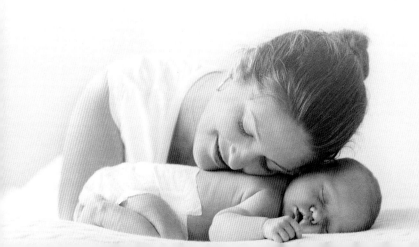

男童阴茎的正常长度是多少？

正常阴茎长度参考值		
年龄	平均值 ± 标准差（cm）	低于2.5个标准差界值
新生儿(30周)	2.5±0.4	1.5
新生儿(34周)	3.0±0.4	2.0
0~5个月	3.9±0.8	1.9
6~12个月	4.3±0.8	2.3
1~2岁	4.7±0.8	2.6
2~3岁	5.1±0.9	2.9
3~4岁	5.5±0.9	3.3
4~5岁	5.7±0.9	3.5
5~6岁	6.0±0.9	3.8
6~7岁	6.1±0.9	3.9
7~8岁	6.2±1.0	3.7
8~9岁	6.3±1.0	3.8
9~10岁	6.3±1.0	3.8
10~11岁	6.4±1.1	3.7
成人	13.3+1.6	9.3

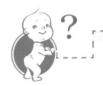

包茎该如何处理?

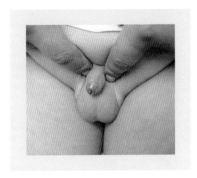

　　包茎是指包皮口狭小，阴茎头不能上翻外露。包茎分为先天性包茎和后天性包茎。先天性包茎是生理性的，出生时包皮与阴茎头是粘连的，随着年龄增长，大部分小儿的包皮可以上翻。对于婴幼儿期的先天性包茎，如果没有不适，可以不必处理。如果因为包皮长造成包皮感染、排尿困难的小儿，可以到医院试行包皮手法分离，以扩大包皮口，清除包皮垢及粘连。回家后家长或小儿需要坚持上翻包皮清洗，手法要轻柔，清洗后注意要把包皮复原。大部分小儿是不需手术治疗的。只有一部分小儿因为包皮口狭窄，阴茎头不能显露，妨碍阴茎的发育，5岁后可以考虑手术治疗。后天性包茎多继发于阴茎头包皮炎和外伤，使包皮口形成瘢痕性挛缩，失去弹性，常伴有包皮口狭窄，不能自愈，也会影响阴茎的发育，需要手术治疗。

排尿时包皮鼓起来
是什么原因？

一般是由于包皮口狭窄,排尿不通畅,尿液积存在包皮里形成鼓包。常见的原因是小儿包茎。包茎是指包皮口狭小,阴茎头不能上翻外露,分为先天性包茎和后天性包茎。先天性包茎是生理性的,出生时包皮与阴茎头是粘连的,随着时间的推移,这种粘连逐渐吸收,3~4岁时由于阴茎生长,包皮自行向上退缩,包皮可以上翻,阴茎头显露。包皮过长是小儿的正常现象,随着年龄增长,大部分小儿的包皮可以上翻。只有一些小儿因为包皮口狭窄,阴茎头不能显露,妨碍阴茎的发育,5岁后可以考虑手术治疗。后天性包茎多继发于阴茎头包皮炎和外伤,使包皮口形成瘢痕性挛缩,失去弹性,常伴有包皮口狭窄,不能自愈,也会影响阴茎的发育,需要手术治疗。

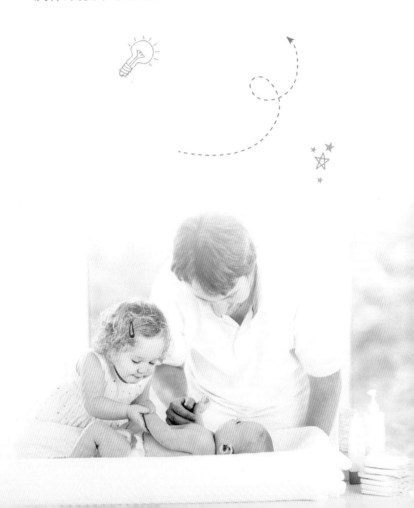

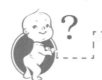

为什么有的小儿出生时
阴茎头外露？

几乎每个孩子在刚出生时候阴茎头都是被包皮包裹住的，换句话说就是基本上每个孩子在刚出生的时候

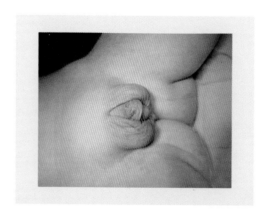

包皮都是不能向上翻转使阴茎头显露出来的，也就是常说的包茎，这种包茎是正常的生理状态。随着年龄的增长，包皮可以逐渐上翻，使阴茎头显露出来。要是孩子在出生的时候阴茎头就是外露的，那反倒要格外小心了，不是说自己家孩子的阴茎比别人家孩子发育的好，不存在包茎，而很可能是孩子患有先天性尿道下裂这种病。这种病表现为包皮的分布异常，即阴茎头上方（背

侧)的包皮多,像一顶帽子一样盖着阴茎头,而阴茎头下方(腹侧)的包皮缺失,显得是阴茎头可以外露不存在包茎,这恰恰是一种病态。要是想进一步确诊这个病,还需要了解孩子的尿道外口到底在什么地方,大多数患儿尿道外口的位置也是异常的,即不从阴茎头的正前方排尿,排尿的地方位于阴茎下方(腹侧)的不同位置。

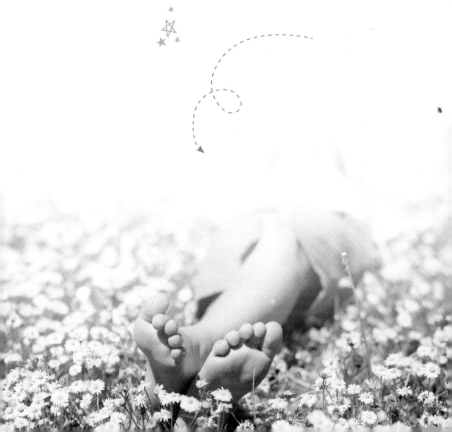

男童包皮过长影响阴茎
正常发育吗?

一般来讲,男童在青春期之前,包皮完全包住阴茎头及尿道口是正常现象,也就是常说的包皮长、包茎。随着年龄的增长和身体的不断发育,大多数男童的包皮会逐渐向阴茎头后方退缩,包皮口逐渐扩大。当身体完全发育成熟后,包皮会退缩到阴茎冠后方,使阴茎头完全外露。要是在青春期之前,阴茎头还是被过长的包皮包裹,不能完全显露阴茎头,是需要到医院就诊的,很有可能是包皮长同时伴有包皮口狭窄。这种情况可能是先天的,也可能是炎症或外伤造成的,不管是什么原因造成的,此时都需要进一步的处理。医生会根据不同病情选择不同的治疗方式,要是包皮口弹性好的,可以选择做包皮口的扩张治疗,要是包皮口呈瘢痕性狭窄的,就只能做包皮环切手术了。青春期之前对这些患儿不做正确的治疗,是会影响阴茎的正常发育的。

包皮应该清洗吗？

正常男童出生后包皮会包裹阴茎头,包皮口较紧,阴茎头不能完全外露,称之为生理性包茎。有时亦可于包皮和阴茎头之间发现白色或黄色的小包块,这些小包块即是包皮垢。在婴幼儿期如果小儿排尿正常,没有反复的包皮感染,可以不必特意的上翻包皮露出阴茎头进行清洗。大多数男童在 4~5 岁之后,随着阴茎的逐渐发育生长及包皮口的增宽,阴茎头可以逐渐外露。此时可于洗澡时逐渐上翻包皮,使阴茎头完全外露。此后应经常进行包皮清洗,以减少感染机会。如在婴幼儿时期出现排尿困难或反复的包皮炎,也需要及时上翻包皮进行清洗,以进一步减少泌尿系统感染的发生。

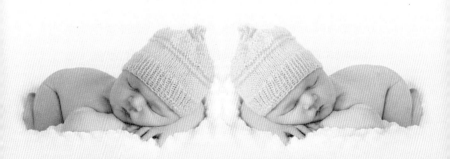

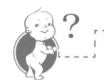

小便分叉、发散、偏离是什么原因？

女童出现小便分叉、发散、偏离最常见的原因是小阴唇粘连，小阴唇粘连可以是部分粘连也可以全部粘连，致使尿道口、阴道口部分或全部被粘连的小阴唇所遮挡，进而引发小便分叉或者偏离。治疗的方法是小阴唇分离，分离后应注意局部护理，防止粘连再次发生。男童有时也会出现小便分叉或者发散，多数是因为包茎或者包皮粘连引起，有的患儿排尿时甚至会出现"排尿鼓包"现象，建议每天翻起包皮清洗，必要时行包皮分离术。此外有少数分叉为病理性的，如重复尿道、尿道下裂术后等，需带患儿就诊。

如何进行小儿的外阴清洗?

　　会阴部包括肛门和外阴两部分。肛门是消化系统的出口,是排泄粪便的地方。这些部位容易遭到细菌污染,弄不好就会引起生殖系统的炎症,更应当受到卫生保护。每天清洗外阴包括臀部,即通常所说的"洗屁股",一般情况下用温水即可,也可以使用肥皂。清洗时应注意先洗外阴,后洗肛门。清洗外阴时一定要像给女童擦屁股一样,应从前往后洗,而不能从后往前洗,否则肛门及其周围的细菌就容易污染外阴。为女童清洗外阴时,应将阴唇分开进行充分清洗;每次大便以后更要及时地揩净,并用温水洗涤会阴和肛门周围,注意切莫把粪便弄向前面污染阴道或尿道口。男童要每天轻轻翻起包皮,用清水冲洗尿垢。

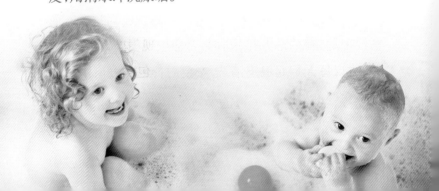

小儿尿频怎么办?

　　小儿尿频很常见,引起尿频的原因很多,主要分为两大类。第一类,有明确病因,多见于泌尿系统感染、包皮过长、结石及泌尿系统畸形等疾病,通过体格及辅助检查能发现器质性病变;第二类,精神性尿频,解剖结构是正常的。临床上最常见的日间尿频常见于后者,表现为具有自主控制排尿能力的小儿白天排尿次数明显增加,每次量少。全天总尿量正常,入睡后症状完全消失。该病好发于5~7岁的患儿,干扰日常生活并影响其心理健康。尿频的发生与中枢发育延迟、排尿训练不当、精神刺激(如突然的惊吓、焦急不安或精神过度紧张、父母的责难等)以及逼尿肌不稳定等原因密切相关。通过心理疗法、行为治疗(规律生活习惯、转移注意力等),多数患儿症状会得到自行缓解,少部分患儿还需要进行排尿训练(收缩盆底肌肉或尿道括约肌训练)、药物(胆碱能受体拮抗剂)治疗。

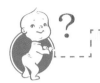

小儿尿床怎么办?

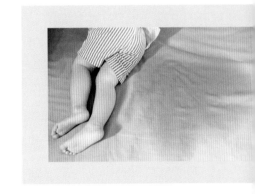

夜间遗尿,不易唤醒,俗称尿床。夜间遗尿的小儿白天排尿并无异常,到 5 岁时大约还有 15% 的小儿发生尿床,到 15 岁时 99% 的尿床已经消失,可见遗尿是可以自愈的。5 岁以上小儿仍然存在尿床,家长可以通过以下几种办法在家里帮助孩子。首先,不能打骂孩子,要以鼓励为主。其次,家长帮助孩子改变生活习惯,包括制订规律排尿计划,每天控制喝水时间,尤其是下午 5 点以后少喝水,尿床严重的甚至可以 5 点后不饮水;少吃甜食。第三,夜间睡眠时定闹铃唤醒孩子起床去排尿,这些都需要家长和孩子有坚持不懈的决心和毅力。通过以上方法无效或者没有改善,甚至加重,合并白天遗尿的小儿就需要到医院寻求医生的帮助。

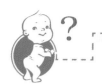

小儿两个阴囊是一样大吗?

正常情况下,小儿两个阴囊应该是一样大的。但是,阴囊大小会随周围环境温度变化。家长如果发现小儿双侧阴囊不对称,应至医院进行检查。较为常见的原因有:

鞘膜积液:阴囊内可触及包块,强光照射下是透亮的,一般不能自行消失,交通性的鞘膜积液在平躺制动后会变小。

腹股沟疝:阴囊里可以摸到软软的包块,平卧挤压包块后可以消失,运动量较大腹腔压力升高时再次出现。

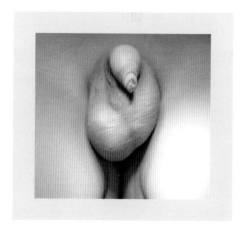

精索静脉曲张:青春期前小儿较易出现,阴囊

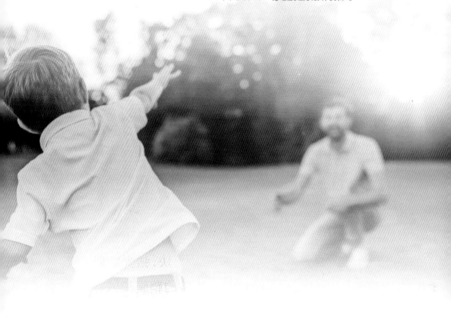

里可以摸到迂曲的类似蚯蚓样的肿块,憋气用力鼓肚子时包块有可能变大。

　　　其他:如睾丸畸胎瘤、囊肿等。

　　这些均可通过阴囊超声确诊。

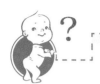

小儿阴囊里面没有睾丸
是什么病？

小儿一侧或两侧阴囊里没有睾丸，一般有以下几种情况：

❀ 隐睾，睾丸没有正常下降到阴囊，在腹股沟、腹腔甚至更高的地方。

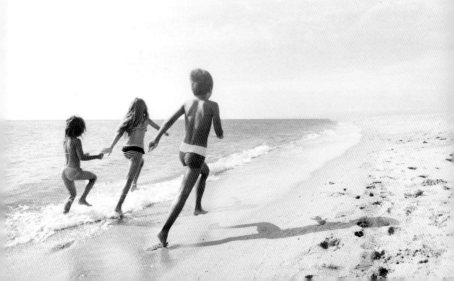

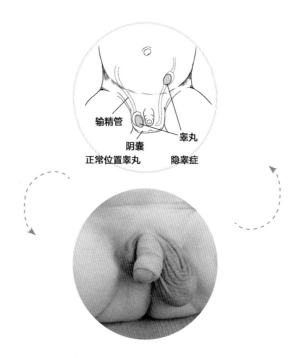

正常位置睾丸　　隐睾症

输精管

阴囊

睾丸

　　🌸 滑动性睾丸,儿童睾丸活动度大,遇冷或其他刺激后可以暂时回缩至阴囊以上腹股沟甚至腹腔内,安静或刺激消失后能够自行恢复到正常位置。

　　🌸 睾丸缺如,发育出现问题或发生宫内睾丸扭转坏死萎缩。

　　以上几种情况均需要到医院请专业的泌尿外科医生查看,必要时需要行超声检查协助诊断。

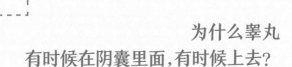

为什么睾丸
有时候在阴囊里面,有时候上去?

小儿睾丸活动度大,遇冷或其他刺激后可以暂时回缩至阴囊以上腹股沟甚至腹腔内,安静或刺激消失后能够自行恢复到正常位置。所以家长们可以在小儿安静睡着的时候查看,如果两侧的"小蛋蛋"都在阴囊里,一般就不需要特殊处理。

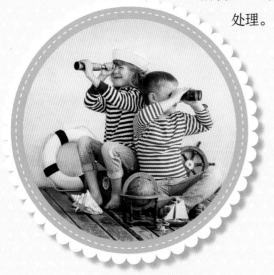

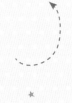

为什么两侧睾丸不一样大?

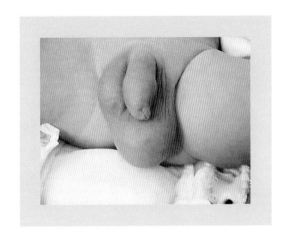

　　当家长发现小儿的两侧睾丸明显不一样大时,很可能是存在鞘膜积液或者疝气。有些家长能够发现在小儿较大的阴囊里,除了"小蛋蛋"还能摸到其他的包块,这时候就需要到医院请专业的泌尿外科医师查看了。

为什么有的小儿
阴囊肿大还透亮？

最常见的病因是鞘膜积液，此病多表现为单侧阴囊肿物，触之有弹性、囊性感，一般不疼痛，可有坠胀不适，用手电筒照射肿物有透明感。小儿的鞘膜积液大多与先天因素有关，如果出生后腹膜鞘突未能完全闭塞，形成一个细小的管道与腹膜相通，腹腔液体通过管道流出便形成鞘膜积液。阴囊淋巴管瘤亦可表现为阴囊囊性肿物，透光试验阳性。睾丸或附睾的囊性肿瘤，如囊性畸胎

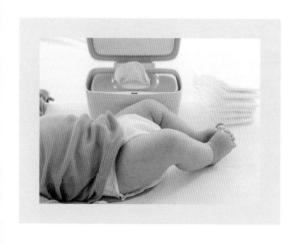

瘤等也可表现为阴囊的囊性包块。阴囊皮下组织较疏松，是水肿的好发部位，如小儿患有全身性疾病，如肝硬化、肾病

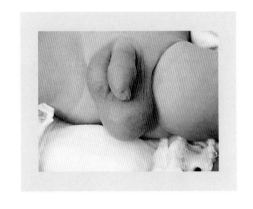

综合征、心衰等，可有阴囊水肿、透亮表现。另外，过敏所致阴囊皮肤的急性变态反应，亦可有阴囊肿大、透亮表现。

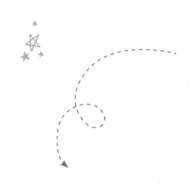

小儿阴囊红肿的原因是什么？

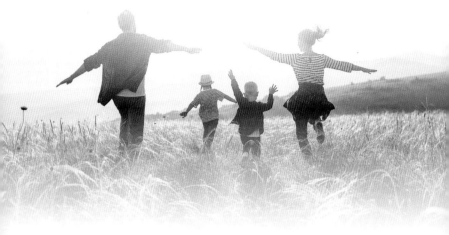

小儿阴囊红肿可能的原因有：睾丸附睾炎、睾丸附件扭转、睾丸扭转、鞘膜积液合并感染、嵌顿疝、阴囊皮疹造成的阴囊皮肤红肿等。

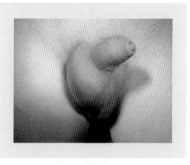

如为睾丸扭转，有睾丸坏死的可能，一旦发现小儿阴囊红肿，均应立即就诊，除外睾丸急症。

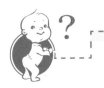

小儿一侧睾丸疼痛的
原因是什么？

　　睾丸的急性疼痛多见于睾丸附睾炎、睾丸附件扭转、睾丸扭转和阴囊及睾丸外伤。前三者可表现为睾丸、阴囊肿胀和疼痛。如有睾丸的外伤史，可表现为局部的肿胀及瘀血。睾丸的慢性

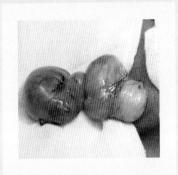

疼痛多继发于其他疾病，如精索静脉曲张的患儿可有间断的睾丸胀痛不适；或其他部位的疼痛放射而来，如输尿管结石引起的睾丸放射性疼痛。睾丸肿瘤亦可有睾丸疼痛表现。

女童排尿为何分叉?

女童排尿分叉可以是正常的现象,也可能是病理原因造成的。常见于尿道不通畅或尿流的压力小、尿道外口没有全开的患儿。一般来说,女童排尿分叉可能是以下原因造成的:

❀ 尿道口有慢性炎症增生,也可能是尿道口有异物,导致尿道口狭窄。

❀ 尿道有分泌物使尿道口粘连,也会造成排尿分叉。

❀ 小阴唇粘连会造成排尿分叉。

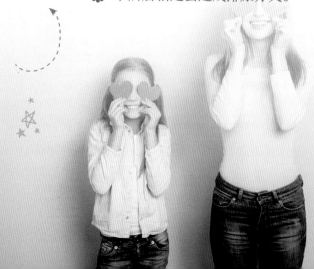

女童外阴部看不见
尿道口和阴道口的原因是什么?

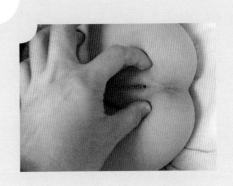

门诊上多见于小阴唇粘连患儿。外观上表现为小阴唇间膜状结构,看不见尿道口及阴道口。该类患儿可排尿,但尿线不规则,属于生理性,可自行分离,亦可至门诊行粘连分离,快速、简单、有效,术后护理方便。

女童的阴蒂怎么大了？

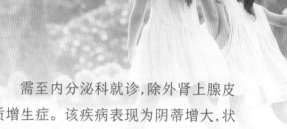

需至内分泌科就诊,除外肾上腺皮
质增生症。该疾病表现为阴蒂增大,状
如男童阴茎,尿道口、阴道口存在。需激
素治疗,行阴蒂短缩术可改善外观。

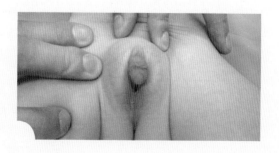

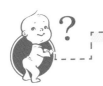

男童排尿费力是什么原因?

男童排尿费力最常见的原因是包茎,家长应首先观察小儿排尿时是否包皮出现"鼓包"、包皮口是否狭窄、能否上翻显露尿道口,若出现上述症状,家长应每天轻轻上推包皮从而扩张包皮口,清洗龟头。若不能缓解,则需要至小儿泌尿外科门诊就诊,必要时进一步行超声、泌尿系统造影等检查协助诊断,考虑是否存在引起排尿费力的其他罕见疾病,如后尿道瓣膜、神经源性膀胱、膀胱前列腺横纹肌肉瘤等。

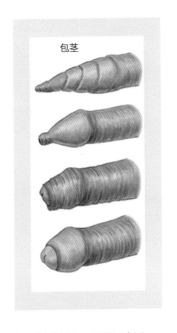

包茎

小儿突然不能排尿怎么办？

若小儿突然不能排尿，家长先不要惊慌，可以观察其下腹部是否有隆起的膀胱，并试着鼓励小儿饮水、放松，下腹部用热毛巾湿敷，用流水声刺激小儿排尿

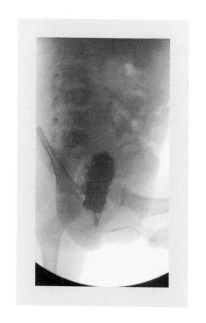

等，如果仍不能排尿可以肛注开塞露一支刺激排便排尿反射。若上述办法都不能奏效，则需至小儿泌尿外科就诊，必要时需留置导尿管帮助引流尿液，并进行超声、泌尿系统造影等检查，进一步除外器质性疾病。

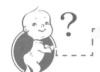

女童尿道口脱出肿物怎么办?

　　女童尿道口脱出肿物有可能是尿道黏膜脱垂或输尿管囊肿脱出尿道外。尿道黏膜脱垂又称尿道黏膜外翻,是指尿道黏膜及黏膜下组织脱出并外翻于尿道口外的一种女性尿道疾病。表现为在尿道口可见环形或半环形紫红色肿块脱出,尿道口位于肿块中央,插入导尿管见有尿液流出。输尿管囊肿经膀胱颈部和尿道脱出于尿道口外,形成一个大而紫红色的肿块,形似尿道黏膜脱垂。但输尿管囊肿脱出多能自行复位,有时囊肿处可见到输尿管开口,但导尿管不能从囊肿中央插入。不管是何种疾病,若出现本症状,家长均应带患儿至小儿泌尿外科门诊就诊,必要时需要进一步行泌尿系统超声等检查。

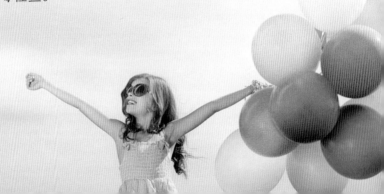

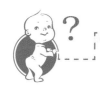

女童排尿费力是什么原因？

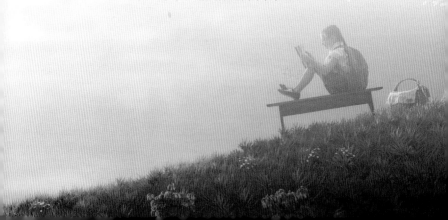

引起女童排尿费力最常见的疾病是小阴唇粘连,表现为两侧小阴唇在中线粘连,覆盖尿道口及阴道口,在小阴唇粘连处的前方和阴蒂下方可见一小孔,尿液经此排出,因此会引起排尿费力,排尿时间延长,由于尿液在外阴处的少量存留,排尿后仍会将内裤弄湿。出现上述情况建议至小儿泌尿外科门诊就诊,行小阴唇粘连分离术。

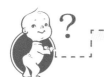

男童阴茎经常勃起怎么办?

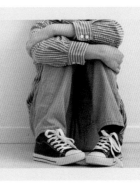

男童阴茎勃起是发育过程中的正常生理现象,分为精神性勃起和反射性勃起,无论哪种类型,只要刺激因素消除阴茎勃起便可自行消失。精神性勃起与儿童过度紧张、焦虑、观看色情读物或性幻想等有关,应适时地进行心理辅导,多进行户外活动,转移注意力,将精力放在学习及兴趣的培养上。反射性勃起是阴茎受到刺激引起的,可发生在晨起憋尿时、阴茎及会阴部受到摩擦刺激、内裤过紧、阴茎头炎症及尿路感染等情况,因此应选择宽松内裤,避免摩擦,如有阴茎头红肿、尿急、尿频等情况需及时就诊。

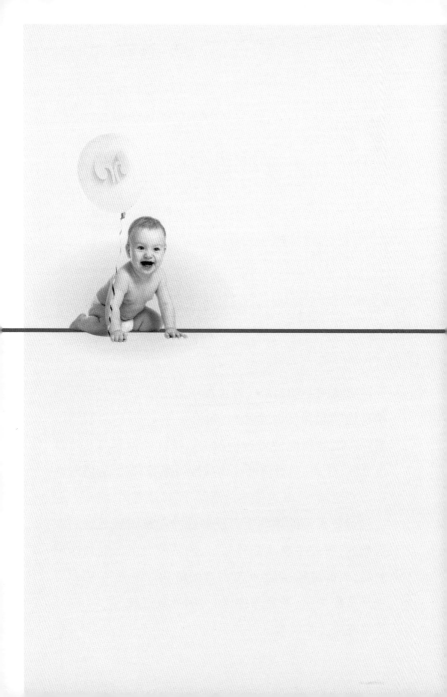

PART 2

门诊健康教育指导

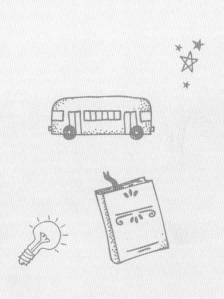

出现什么情况需要带小儿
去看泌尿外科门诊?

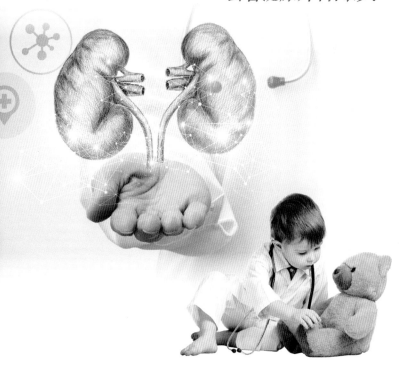

　　小儿泌尿生殖系统畸形是泌尿外科的主要病种,产前 B 超发现胎儿肾脏畸形,如肾积水、肾输尿管积水、肾发育不良或重肾等时应在生后就诊于泌尿外科。生后

发现的泌尿生殖系统畸形,如尿道下裂、隐睾、阴囊包块如鞘膜积液、包茎等先天畸形需看泌尿外科门诊。此外,泌尿外科门诊还包括泌尿生殖系肿瘤,如肾脏肿瘤、膀胱肿瘤等;泌尿生殖系统结石,如肾结石、输尿管结石、尿道结石等;排尿异常,如尿失禁、排尿困难等;泌尿生殖系统外伤,如肾脏外伤、输尿管外伤、膀胱外伤、尿道外伤等。

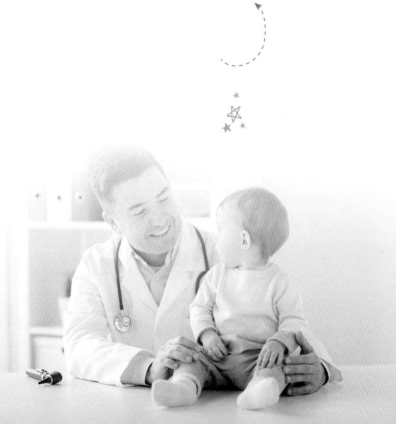

小儿泌尿系统
常见疾病有哪几种?

小儿泌尿系统常见疾病主要包括以下几部分:泌尿生殖系统畸形,如肾积水、肾输尿管积水、重肾及输尿管畸形;神经源性膀胱、膀胱外翻、膀胱输尿管反流;尿道下裂、尿道上裂;隐睾、腹股沟斜疝、鞘膜积液、包茎、精索静脉曲张、小阴唇粘连;泌尿系统结石,如肾结石、输尿管结石、尿道结石等;泌尿生殖系统肿瘤,如肾母细胞瘤、肾癌、膀胱前列腺横纹肌肉瘤、睾丸肿瘤等;泌尿系统外伤,如肾脏外伤、肾盂输尿管交接部断裂、膀胱破裂、尿道断裂等。

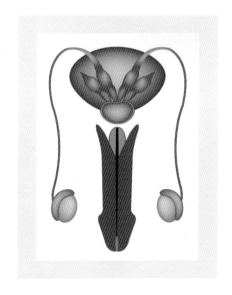

什么是泌尿系统感染?

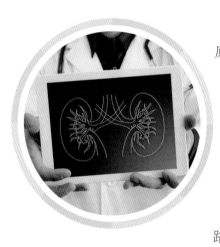

泌尿系统感染是指病原体在尿路中生长繁殖并侵犯泌尿道黏膜或组织而引起的炎症,是细菌感染中最常见的一种感染。表现为尿频、尿急、尿痛等泌尿系统刺激症状,严重时会有发热。尿路感染分为上尿路感染和下尿路感染,上尿路感染指的是肾盂肾炎,下尿路感染包括尿道炎和膀胱炎。肾盂肾炎又分为急性肾盂肾炎和慢性肾盂肾炎。泌尿系统感染的致病菌多为革兰氏阴性肠道菌,以大肠埃希菌最常见。

泌尿系统感染都需要
进行哪些检查？

尿常规检查是对泌尿系统感染的初筛，目前多采用的诊断标准为：尿常规离心尿沉渣白细胞 >5/HP，结合临床有典型的尿路感染症状；此外，尿常规检测中发现白细胞脂酶以及亚硝酸盐也可以间接提示感染。尿培养是金指标，可以明确泌尿系统感染的病原体，同时做药敏实验可以明确对该病原体的敏感药物。反复出现泌尿系统感染的患儿均需行泌尿系统超声筛查，明确有无泌尿系统畸形，必要时行排尿性膀胱造影明确有无膀胱输尿管反流。

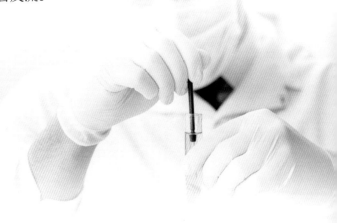

什么是血尿?

　　血尿分为镜下血尿和肉眼血尿。镜下血尿是指尿色正常,须经显微镜检查方能确定,新鲜清洁中段尿 10ml,离心沉淀(1 500 转/min)取沉渣镜检,如 RBC>3/HP 及计数 $>5×10^6/12h$,即可诊断镜下血尿。肉眼血尿是指尿呈洗肉水色或血色,肉眼即可见的血尿。但需排除假性血尿,如某些食物像辣椒、甜菜和含人造色素的食品等,药物如利福平和苯妥英钠等,血红蛋白和肌红蛋白等,均可使尿液呈淡红色或红色,而易误诊为"血尿",尿沉渣镜检时没有红细胞即可鉴别。

引起血尿的
常见泌尿外科疾病有哪些?

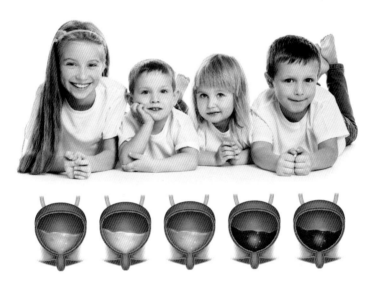

　　血尿多见于肾内科疾患。小儿泌尿外科引起的血尿见于泌尿生殖系统肿瘤,如肾脏肿瘤侵犯肾盂、膀胱前列腺肿瘤等;泌尿系统结石,如肾结石、膀胱结石、尿道结石;泌尿系统畸形,如肾积水、肾囊肿;外伤,如肾脏、会阴部、盆腔、生殖系统损伤也都是引起血尿的原因。

如何正确收集尿液
做常规检查?

正确收集尿液标本对尿常规检查是很重要的,若方法不对,会直接影响检查结果。收集尿标本时要注意以下几点:

❀ 作尿常规检查要用清洁容器留取新鲜尿标本及时送检。尿标本放置数小时后,白细胞即可被破坏。

❀ 留取中段尿。按排尿的先后次序,可将尿液分为前段、中段、后段。因前段尿和后段尿容易被污染,因此,做尿常规和尿细菌学检查时,一般都留取中段尿。尿常规检查时,尿液不少于 10ml。

❀ 尿路感染者白细胞尿常呈间歇性,需要多次反复检查。如在使用抗生素治疗后检查,则会影响尿常规检查的准确性。

什么是遗尿?

遗尿是指 5 岁以上小儿,在不合时宜的时间和地点发生的正常排尿。最常见的是夜间睡眠中遗尿,并且不会被唤醒,俗称尿床。夜间遗尿的小儿白天排尿并无异常,每周夜间尿床超过 3 次。一般情况下,小儿在 2~4 岁学会自己

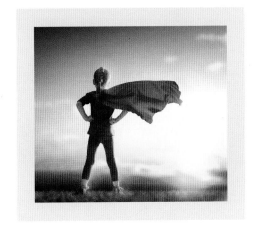

控制排尿,到 5 岁时大约还有 15% 的小儿发生尿床,到 15 岁时 99% 的尿床已经消失,可见遗尿是可以自愈的。夜间遗尿男童比女童发生的概率高。原发性遗尿是指患儿从小连续尿床至今,连续无尿床时间未超过 6 个月。继发性遗尿是指连续无尿床时间曾超过 6 个月,后又再次出现夜间遗尿。

引起遗尿的原因有哪些?

遗尿原因很复杂,目前主要认为遗尿是小儿精神生理发育延迟的一种表现,其中大脑皮层排尿控制中枢发育延迟、睡眠觉醒障碍(睡眠过深,未能在入睡后膀胱膨胀时立即醒来)、膀胱容量及功能异常是导致夜间遗尿发生的重要病因。尿床的发生与遗传因素、环境因素和睡前习惯培养不恰当也有密切关系。某些神经、心理、内分泌系统疾病等也可引起遗尿,另外有些身体结构性异常(器质性疾病)亦会引起遗尿,需要早期筛查。

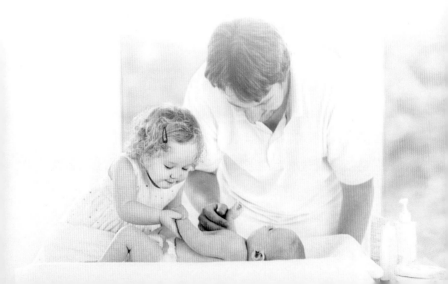

遗尿需要进行哪些检查?

原发性遗尿是不需要特异性检查的。诊断原发性遗尿的原则主要为排除继发性遗尿的各种病因。

⚙ **体格检查:**作全身详细体检,注意评估会阴部感觉,腰骶反射、双臀、腿和脚是否对称,以及腰骶区隐性脊柱裂体征等,应特别注意对生殖器及尿道口的检查。

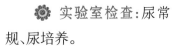

⚙ **实验室检查:**尿常规、尿培养。

⚙ **影像检查:**B超、X线平片、尿路造影、CT和 MRI 等主要了解尿路形态及其支配神经系统是否异常。

⚙ **尿流动力学检查:**了解膀胱尿道功能。尿流动力学检查能将排尿异常的症状用图和数字表现出来,并为排尿障碍提供病理生理的解释。

什么是隐匿阴茎？

　　隐匿阴茎是一种常见的先天发育异常疾病。表面上阴茎外观短小，包皮像鸟嘴样包住阴茎。其实阴茎是隐匿在皮肤下方，用手将阴茎周围皮肤向后推，就能显露出正常的阴茎。手放开后，阴茎便回缩，恢复原来状态。肥胖的小儿，由于下腹部脂肪肥厚堆积，常伴有隐匿阴茎。隐匿阴茎需要与包皮过长鉴别。

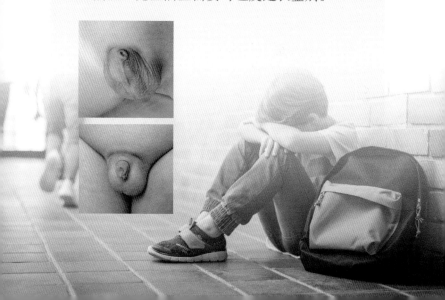

隐匿阴茎需要手术吗?

　　确诊隐匿阴茎的小儿,将其周围皮肤向后推即可显示隐匿在皮下的阴茎,其包皮上翻并能显露阴茎头,是不需要手术的。因为大部分小儿随着年龄增长,下腹堆积的皮下脂肪逐渐减少,阴茎就能显露出来了。隐匿阴茎是否需要手术,其适应证非常严格。目前仅针对反复包皮感染、排尿困难、包皮口狭窄的小儿才需采取手术治疗,目的是扩大包皮口。

包茎会影响阴茎发育吗?

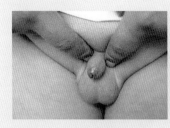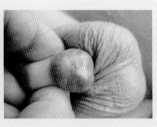

　　包茎是指包皮口狭小,阴茎头不能上翻外露。分为先天性包茎和后天性包茎。先天性包茎是生理性的,出生时包皮与阴茎头是粘连的,随着时间的推移,这种粘连逐渐吸收,3~4岁时由于阴茎生长,包皮自行向上退缩,包皮可以上翻,阴茎头显露。包皮过长是小儿的正常现象,随着年龄增长,大部分小儿的包皮可以上翻。小部分小儿因为包皮口狭窄,阴茎头不能显露,妨碍阴茎的发育,5岁后可以考虑手术治疗。后天性包茎多继发于阴茎头包皮炎和外伤,使包皮口形成瘢痕性挛缩,失去弹性,常伴有包皮口狭窄,不能自愈,也会影响阴茎的发育,需要手术治疗。

包茎需要手术吗？

包茎是指包皮口狭小,使包皮不能上翻显露阴茎头。分为生理性包茎和病理性包茎两种,生理性包茎几乎见于每一个正常新生儿及婴幼儿,随阴茎及阴茎头的发育,一般3~4岁以后包皮多可自行向上退缩,外翻包皮可显露阴茎头,故生理性包茎多数不需要手术治疗。病理性包茎多继发于阴茎头包皮炎和阴茎头外伤,急性阴茎头包皮炎、反复包皮感染等情况可使包皮口逐渐形成瘢痕而失去弹性,包皮口有瘢痕挛缩形成,失去皮肤的弹性和扩张能力,导致包皮不能向上退缩。包皮环切术的适应证为:

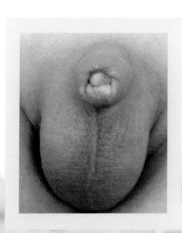

🔅 包皮口纤维狭窄环形成。

🔅 反复发作阴茎头包皮炎。

阴茎头包皮炎的症状有哪些?

有些小儿的包皮口非常细小,常会发生排尿困难,阴茎头长期不能外露导致包皮垢在冠状沟处聚集,经常刺激黏膜,诱发阴茎头包皮炎。当炎症急性发作时,阴茎头及包皮会出现潮湿、红、肿、热、痛,可产生脓性分泌物,严重者可出现发热、尿潴留及上尿路感染等。反复的急性发作后,炎症将转为慢性存在,表现为阴茎、阴茎头及包皮瘙痒,常诱使患儿用手挤拉阴茎。反复的阴茎头包皮炎发作后,包皮口会出现不同程度的纤维化。

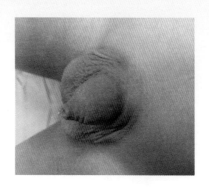

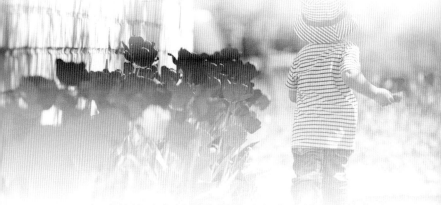

如何预防阴茎头包皮炎?

　　包皮粘连分离是预防阴茎头包皮炎最常用的方法。正常男童阴茎头包皮粘连在 3~4 岁时分开,但有些小儿会迟些,若无阴茎头炎或泌尿系统感染,则不必翻转包皮;若确有阴茎头包皮的反复感染,可分离包皮内板与阴茎头粘连,分离时手法要轻柔,不可过分急于把包皮退缩上去,当阴茎头露出后,应将包皮复原,否则会造成嵌顿包茎。如包皮粘连分离困难,可每天于阴茎包皮处涂抹皮质类固醇激素,以促进分离。大部分患儿应用上述方法可明显控制阴茎头包皮炎的发生,只有少部分患儿需行包皮环切术进行治疗。

男童阴茎头里面有黄色肿物是什么病？

很多家长发现小儿阴茎头包皮内存在黄色的肿物，肿物有的大、有的小，有时不止一个，有的还会逐渐增大，家长总是很担心，担心是小儿的阴茎上长肿瘤了。其实引发这个肿物最常见的原因是包皮垢，也就是俗称的"尿垢"。因为小儿基本上都是包茎，包皮口的狭窄会造成排尿时尿液积存于包皮与阴茎头之间的包皮囊中，从而刺激包皮内板和阴茎头的表皮，促使其产生分泌物，形成包皮垢。这个肿物一般不会对小儿阴茎的生长发育产生

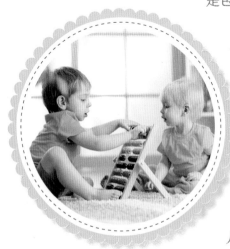

任何影响,随着小儿包茎的好转,包皮可以上翻,清洗阴茎头的时候自然就不会再有这样的包块了。

所以,对于存在包皮垢的小儿不必过于担心。个别小儿因包皮垢的积存造成阴茎头包皮发炎,是需要进一步处理的。

包皮口的黄色分泌物是什么？

包皮口有黄色的分泌物出现，很有可能是发生阴茎头包皮炎了。阴茎头包皮炎是阴茎头与包皮同时感染而引起的疾病。引起阴茎头包皮炎的主要原因是包茎造成包皮垢的过

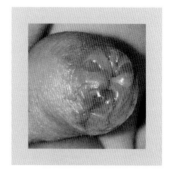

多存积引发的。当感染急性发作时，局部常有红肿、疼痛、瘙痒，甚至发生糜烂及浅小溃疡，有的小儿还会出现排尿疼痛、排尿困难，并有黄色脓性或乳白色分泌物从包皮口排出，同时伴有特殊臭味。部分小儿在急性期后会发生尿道口粘连狭窄，引起排尿困难。反复感染可使阴茎头或包皮增厚，形成瘢痕性包茎。所以，平时洗澡时，应尽量将小儿的包皮翻转显露阴茎头，洗净包皮囊内的包皮垢，这样可以避免阴茎头包皮炎的发生。感染时外用药物泡洗，以利于炎症的尽早消退。

包皮分离治疗后有哪些注意事项？

包皮分离后 24 小时内,会出现少许渗血、包皮及阴茎头水肿、排尿费力及排尿疼痛等不适,上述症状多会在 24~72 小时内消失。分离次日可用 4% 硼酸或温水浸泡数次,在患处涂抹金霉素眼膏,待水肿消退后便可每天上翻包皮,用清水清洗并务必将包皮复原,防止发生嵌顿包茎。待炎症消退后仍需日常进行包皮清洗,防止粘连复发。如出现嵌顿包茎、伤口出血不止等情况应及时就诊。

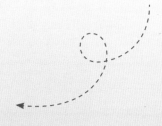

什么是嵌顿包茎?

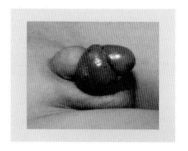

嵌顿包茎是包茎或包皮过长强力上翻后,未能及时复位,包皮狭窄环嵌顿于冠状沟而导致阴茎头受压的严重并发症。由于包皮口狭窄环的持续压迫作用,阴茎头的血液、淋巴液回流障碍,阴茎头逐渐水肿;水肿的阴茎头又会压迫反折部分的包皮环口,两者恶性循环,导致嵌顿愈发严重。如嵌顿包茎长时间不能复位,可导致阴茎头缺血坏死甚至断落。

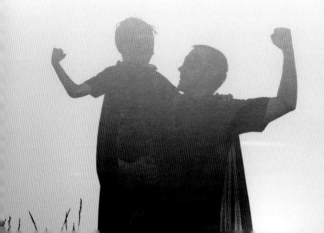

如何处理嵌顿包茎？

嵌顿包茎是包茎引起的严重并发症,但临床所见的嵌顿包茎绝大多数可经手法复位治疗。家长一旦发现小儿出现嵌顿包茎需尽快送医。手法复位的适应证包括:

🌼 嵌顿时间不超过 24 小时。

🌼 包皮或阴茎头无糜烂、感染或坏疽。

禁忌证是包皮或阴茎头已有明显糜烂、感染或坏疽者。

一般不需要麻醉,必要时可行阴茎根部神经阻滞麻醉。少数手法复位失败者,则需急诊行包皮背侧切开术或包皮环切术。

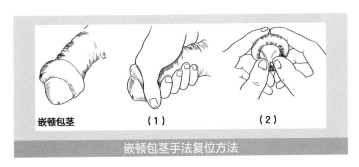

嵌顿包茎　　　　　（1）　　　　　（2）

嵌顿包茎手法复位方法

尿道口在阴茎的下面是什么病？

正常男童的尿道口是开在阴茎头的最前方，呈裂隙状。现在一般认为，在胚胎时期尿道是自阴茎的根部向阴茎头逐渐生长，若此过程受到影响，尿道开口在阴茎下面，不能在阴茎头最前方，叫做尿道下裂。尿道下裂发病率较高，大约每300个男性新生儿中就有1例。根据尿道开口的位置可以分为冠状沟型、阴茎体型、阴茎根型和会阴型。尿道下裂需手术治疗，治疗的目的需达到阴茎勃起时可伸直，自阴茎头前端排尿，外观尽量接近于正常。

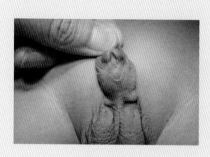

尿道口在阴茎的上面是什么病？

尿道口位于阴茎上面而没有在阴茎体的最前端，称为尿道上裂。尿道上裂较为少见，多合并有膀胱外翻。尿道上裂的患儿约有一半以上会出现尿失禁的症状，同时有阴茎的上弯。尿道上裂患儿的阴茎体多短、扁，尿道口远端呈沟状。尿道上裂的治疗较为困难，主要需达到两个目的：一是达到正常的排尿和储尿的功能；二是成年之后可以有正常的性生活。

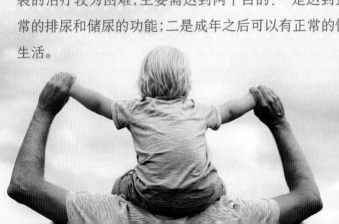

尿道下裂
最佳的治疗年龄是几岁？

过去尿道下裂使用分期手术的年龄是2~5岁,在青春期前完成。随着现代生活水平的提高,很多家庭比较重视小儿的阴茎发育,加之手术器械的改进,技术提高,很多医院对婴幼儿即进行手术。目前,尿道下裂的手术年龄一般建议在1岁以后,青春期前完成治疗,且手术效果与年龄无关。但是,如果年龄过大,如进入青春期后阴茎明显发育,阴茎体增大且勃起,可能会增加手术难度及愈合难度,反而影响手术效果。因此,如果条件允许,建议在1岁以后上幼儿园前进行手术治疗。

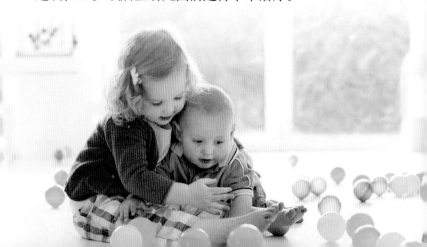

尿道下裂术后
会影响结婚和生育吗?

尿道下裂是小儿泌尿生殖系统最常见的畸形之一,大约每300名男性新生儿中就有1人患病。主要表现为:

⚙ **异位尿道口:** 开口在阴茎腹侧、正常尿道口近端至会阴部的途径上。尿道开口位置越靠近阴囊或会阴,尿道下裂的程度越严重。

⚙ **阴茎向下弯曲。**

⚙ **包皮异常分布:** 阴茎头腹侧包皮未能在中线融合,全部包皮集中在阴茎头背侧呈帽状堆积。

尿道下裂手术的目的是重建功能正常的尿道,恢复外观良好的阴茎,获得正常的性功能和生育能力。尿道下裂只是一种外生殖器畸形,尽早治疗,选择合理的手术方式,改良手术技巧,能矫治阴茎、尿道畸形,减少性心理影响。治愈后和正常男性一样,单纯尿道下裂是不影响结婚和生育的。但是,尿道下裂治疗应该有"综合治疗"的理念,包括合理的外科手术干预、生殖器发育的评估、性行为指导、生育力评估及相应的内分泌治疗,远期的随访是有价值的。

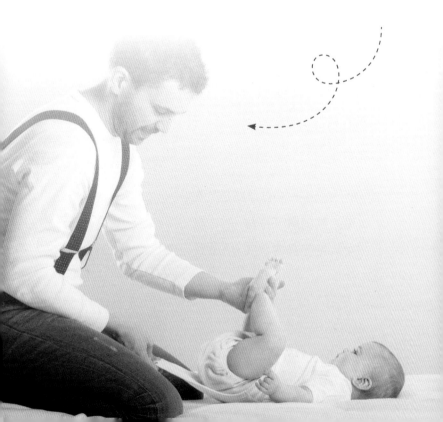

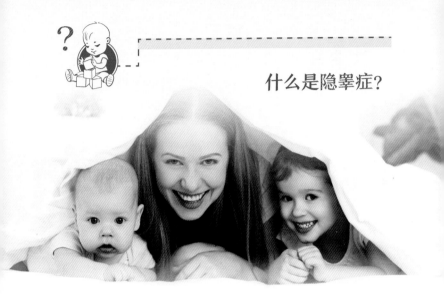

什么是隐睾症?

是指阴囊内无睾丸,包括睾丸缺如、睾丸异位及睾丸未降或睾丸下降不全。临床上以睾丸下降不全最为多见,可发生于单侧或双侧,单侧明显多于双侧。临床表现为患侧阴囊扁平,触摸阴囊空虚无睾丸。多数隐睾可于腹股沟部触及,如果触及的睾丸可推入阴囊内,松手后睾丸又缩回腹股沟部,仍属于隐睾,称为滑动睾丸;如果触及的睾丸可推入阴囊内,松手后睾丸能在阴囊内停留,则非隐睾,称为回缩性睾丸。一部分触诊时不能触及睾丸,并不意味患侧没有睾丸,若经广泛探查仍找不到睾丸,称为单睾症。无睾畸形少见。

隐睾症需要进行哪些处理?

如果患儿阴囊内不能触及睾丸,但于安静状态下
(比如睡眠)、温暖环境下可见睾丸位于阴囊内且可停留,
就不需带患儿到医院就诊。除外上述情况,患儿阴囊内
不能触及睾丸,需带至泌尿外科门诊就诊,专科医师需
对患儿进行查体,包括腹股沟处可否触及睾丸,睾丸可
否推入阴囊,推入阴囊松手后睾丸是否缩回。行睾丸 B
超检查,了解睾丸位置及大
小。对于查体不能触及
睾丸且 B 超未发现睾
丸的患儿,需行腹腔
镜探查,了解有无
睾丸。

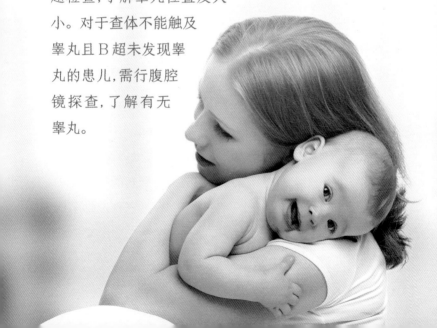

处理隐睾的
最佳时间是什么时候?

　　隐睾一经诊断,就应适时进行治疗。一般认为隐睾在生长发育中可继续下降,但生后6个月后,继续下降的机会明显减少,不可再盲目等待。隐睾的治疗临床上分为激素治疗和手术治疗。激素治疗时机应在生后6~10个月之间,但经激素治疗的报告,对隐睾的诊断、治疗对象的选择、所用药物和剂量均无对照,对治疗效果的判断也缺乏统一的标准。因此,激素治疗的效果相差悬殊。目前,比较一致的观点倾向于隐睾应在1~2岁前行睾丸下降固定术。

哪些阴囊急症需要及时治疗？

　　临床上常见的阴囊急症包括急性附睾睾丸炎、睾丸扭转。急性附睾睾丸炎表现为阴囊红肿、附睾及睾丸触痛,抬高阴囊疼痛可缓解,提睾反射存在。睾丸扭转表现为阴囊红肿、疼痛多数向腹部或腹股沟部放射,扭转发生在精索部腹股沟区可有触痛,提睾反射减弱或消失。但有时通过临床表现难以鉴别,一旦发现阴囊红肿、疼痛,需禁食水,立即带患儿至外科急诊就诊,行睾丸 B 超检查,了解睾丸的血液循环情况,除外睾丸扭转。睾丸扭转为最重要的阴囊急症,需及时治疗,否则将增加睾丸坏死的风险。

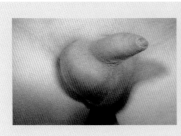
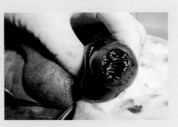

什么是尿道下裂?

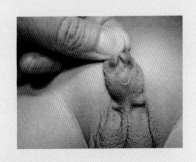

尿道下裂是指尿道口达不到正常位置的阴茎畸形,即尿道开口可出现在正常尿道口近侧至会阴部途径上,部分伴有阴茎下弯。发病率逐年增加。典型的尿道下裂有3个特点:

🌼 尿道口异位。

🌼 阴茎下弯。

🌼 阴茎背侧包皮帽状堆积。

根据尿道口位置分为4型:Ⅰ型,阴茎头、冠状沟型;Ⅱ型,阴茎体型;Ⅲ型,阴茎阴囊型;Ⅳ型,会阴型。

什么是性别异常？

小儿外生殖器表现性别含糊,均需考虑性别异常。性别异常即无法区分小儿是男童还是女童,分为染色体性别异常、表型性别异常及性腺性别异常。对于外阴表现有性别异常的小儿,应及早作出病因的诊断。常采用的检查包括:染色体核型检测、性腺探查及相关激素水平测定。临床上常见的性别异常包括:真两性畸形、混合性腺发育不全、女性假两性畸形及男性假两性畸形。

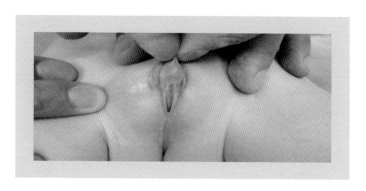

引起阴囊肿块的常见疾病
有哪些?

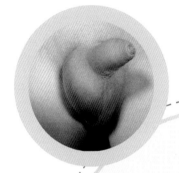

引起阴囊肿块的常见疾病有:睾丸鞘膜积液、腹股沟斜疝、急性睾丸炎、睾丸扭转、精索静脉曲张、睾丸肿瘤等。

阴囊肿块需要进行哪些检查?

阴囊肿块首先要进行 B 超检查了解肿块的性质,诊断困难时可行 CT 检查,若怀疑睾丸肿瘤,则需进一步行甲胎蛋白、hCG 等检查。

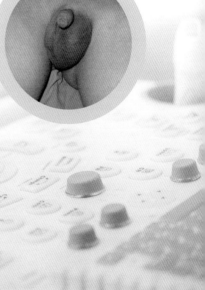

哪种阴囊肿块需要进行手术?

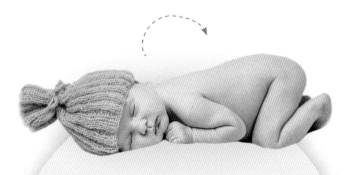

睾丸扭转需急诊行睾丸复位手术;腹股
沟斜疝嵌顿无法手法复位时,需急诊行腹股
沟嵌顿疝切开复位手术;睾丸肿瘤需限期行
肿瘤切除手术;1 岁以上小儿的鞘膜
积液、腹股沟斜疝或鞘膜积液
张力持续增加,应进行手术
治疗。

什么是下尿路梗阻？

泌尿系统是一个管道系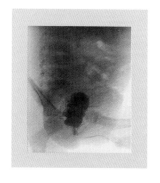统,管腔通畅才能保持泌尿系统的正常功能,管腔发生梗阻就会影响尿的分泌和排出。膀胱、膀胱颈部、后尿道及前尿道等部位的梗阻称为下尿路梗阻。泌尿系统梗阻的后果较严重,故凡有泌尿系统疾病时,均须注意有无梗阻问题,进行相应的检查以便及时解除梗阻,引流尿液,保护肾功能。

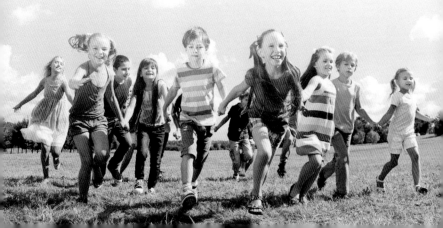

什么是肾积水?

由于某些先天的或后天的因素造成的障碍,使肾脏生成的尿液不能顺畅地排出体外而聚集在肾脏中,从而造成了肾积水。肾盂输尿管连接部梗阻是小儿肾积水的常见原因。

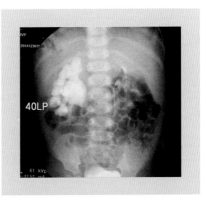

产前发现胎儿肾积水应如何处理?

随着超声技术的发展和普及,胎儿期肾积水是最容易被发现的先天性泌尿系统发育异常之一,引起肾积水最常见的病因是肾盂输尿管连接部梗阻,绝大多数都不需要产后外科干预。有文献报道,仅有不到25%的小儿在生后4年的随访中需要外科治疗。继发于肾盂输尿管连接部梗阻的单侧肾积水,生后存活率达到100%,预后相当理想。因此,当产前发现胎儿出现肾积水时,要及时咨询产科医生和泌尿外科医生,并建立产后随访计划。但是,如果产前超声发现胎儿双侧严重肾积水，伴有双侧输尿管扩张，羊水量减少，可能提示胎儿患有后尿道瓣膜症，该病预后不良，易发生肾衰竭，需产前咨询产科医生和泌尿外科医生，必要时行人工流产术。

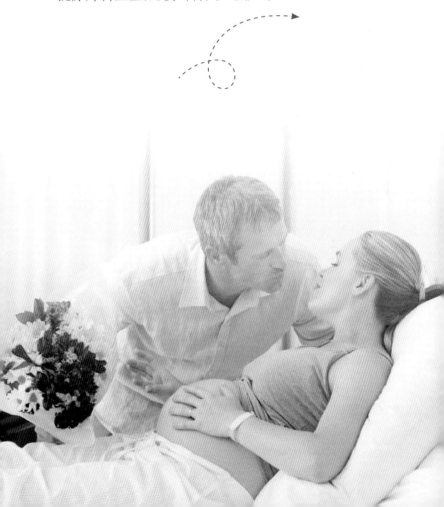

孕期发现肾积水的胎儿
在出生后需要进行哪些检查?

孕期发现肾积水的胎儿在出生后早期可以通过B超对儿童肾脏的体积、肾盂前后径、实质厚度等方面进行检查,同时可采用静脉肾盂造影了解肾积水程度及肾脏功能,若肾脏分泌功能出现减低,可进一步行同位素肾图定量了解肾脏损害的程度。

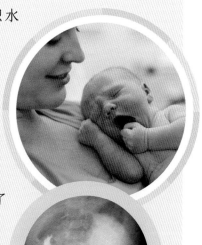

肾积水的常见症状有哪些?

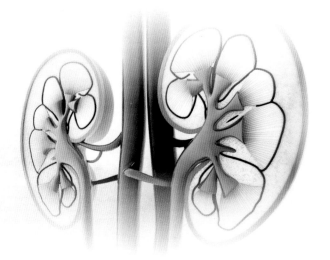

肾积水的症状有很多,常见的症状是患儿有腰腹部酸痛或胀痛,可伴有恶心、呕吐、尿量减少等症状,当梗阻缓解后疼痛消失,此时多会排出大量尿液。医生在查体时有时会扪及腰腹部包块,通常这种包块比较光滑,没有压痛及波动感。部分肾积水患儿还会出现发热、尿频、尿急、尿痛、血尿、脓尿等泌尿系统感染表现;有些病情比较严重的患儿,甚至会有肾功能不良、高血压、自发性肾破裂等表现。

没有症状的肾积水
需要多久复查一次?

2岁之内需进行严密随访,随访间隔不能长于3个月,初次诊断除行泌尿系统超声外,还可行利尿性肾图或静脉肾盂造影等,之后每次复查可仅行泌尿系统超声检查,根据超声检查结果决定是否需复查利尿性肾图或静脉肾盂造影、增强磁共振等。2岁以后随访频率可降低为每半年复查1次超声,1年复查1次利尿性肾图或静脉肾盂造影。

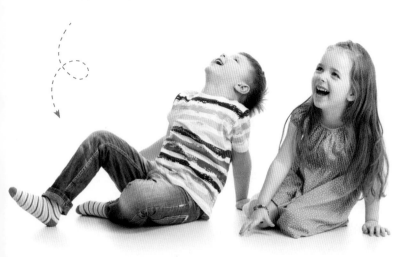

哪些泌尿系统疾病表现为
腹部包块?

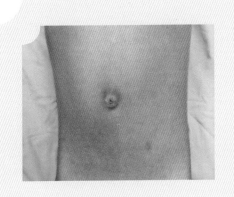

　　以下泌尿系疾病可表现为
腹部包块:重度肾积水(由肾盂
输尿管交接部梗阻、息肉、结石
等引起),重度肾输尿管积水(由
输尿管远端狭窄、输尿管结石等
引起),泌尿系统肿瘤(肾脏、输
尿管、膀胱及前列腺肿瘤)等。

小儿肾脏常见肿瘤有哪些?

　　小儿肾脏常见的肿瘤有以下几种:肾母细胞瘤、先天性中胚叶肾瘤、肾透明细胞肉瘤、肾恶性横纹肌样瘤、肾细胞癌、多房囊性肾瘤、婴儿骨化性肾肿瘤及后肾腺瘤等。

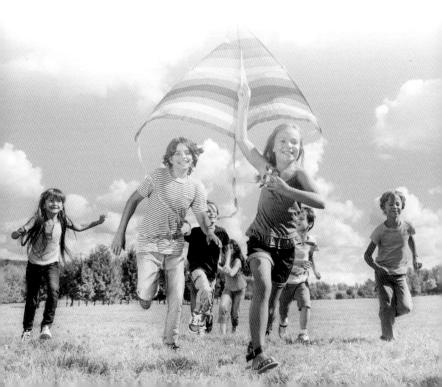

小儿泌尿系统横纹肌肉瘤
易发生在哪些部位?

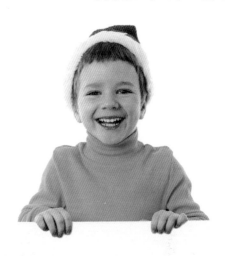

　　小儿泌尿系统横纹肌肉瘤多见于膀胱、前列腺,亦可发生在尿道、阴道、睾丸旁及会阴部。

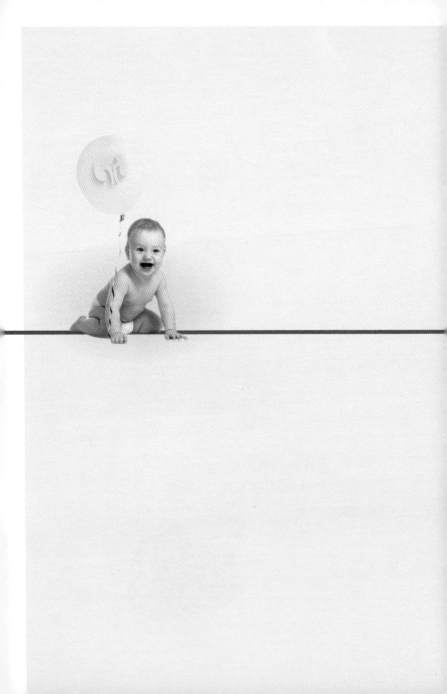

PART 3

住院健康教育指导

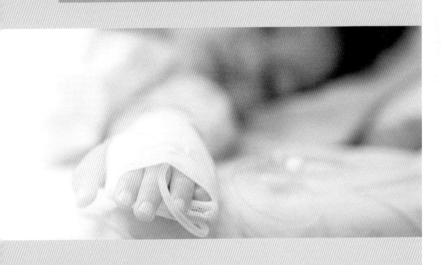

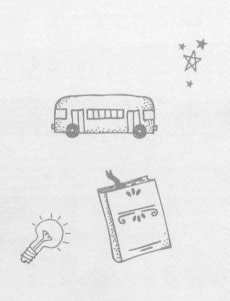

体检没有触及睾丸的
隐睾如何处理?

对未触及睾丸的隐睾,首先要仔细查体,行多次、多体位检查,以期能触到发育欠佳或滑动性睾丸。如仍不能触及睾丸,可借助辅助检查,超声检查是诊断隐睾的首选辅助检查方法,其操作简便易行、无创伤、经济实用;磁共振及 CT 的诊断率不高,较少使用。辅助检查不能完全判定睾丸是否存在及其位置,仅能作为选择手术的参考依据。如为双侧隐睾,可行 hCG 刺激试验,根据用药后血中睾酮浓度变化来判断有无睾丸,但也有一定的误差。腹腔镜手术探查为确诊的最后方法。

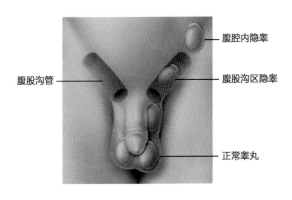

腹腔内隐睾

腹股沟管

腹股沟区隐睾

正常睾丸

隐睾如果不及时手术可引起
哪些并发症？

隐睾如不及时手术可影响患侧睾丸的发育及功能，对患儿的生长发育及生育造成一定的影响。当隐睾伴有鞘状突管未闭时，若肠管疝入，有发生嵌顿疝的风险，有可能导致肠管坏死，也可致精索血管受压，影响睾丸血运，严重者可导致睾丸梗死。未降睾丸发生扭转的概率较阴囊内睾丸高，严重者可致睾丸缺血坏死。患侧睾丸因位置表浅、固定，容易受到外力的直接损伤，不如正常睾丸位于阴囊内可得到阴囊的缓冲保护。因腹

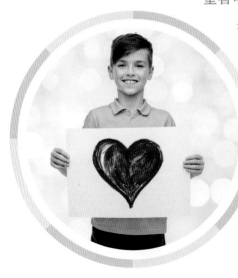

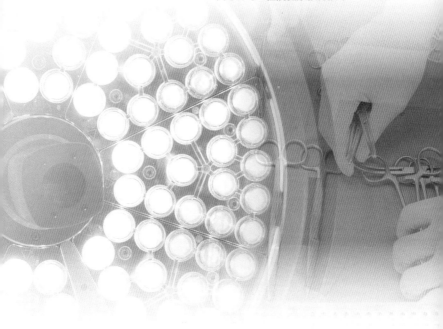

股沟区或腹腔内温度较阴囊内高,未下降的睾丸发育欠佳,患侧睾丸有恶变的风险,高位隐睾,特别是腹内隐睾,其恶变发生率更高。另外,因阴囊内无睾丸,患儿可能会产生一定的心理负担。

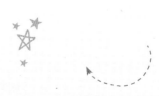

隐睾手术后的
注意事项有哪些?

　　隐睾手术后的患儿因为麻醉有一个恢复期,所以术后6小时内应禁食水,6小时后可开始少量饮水,手术当日予半流食,之后逐渐恢复至正常饮食。手术后的前3天,如果患儿出现高热(体温38.5℃以上)、伤口出血、阴囊明显肿大等情况,应及时到医院查看原因。如果没有以上情况,术后第3天、第7天应到医院复查,了解伤口恢复情况并给伤口换药。术后1周应尽量卧床休息,2个月内避免剧烈活动。

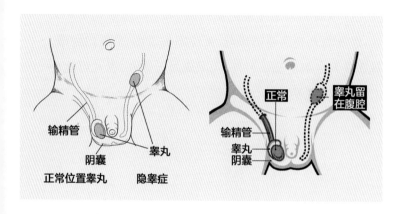

输精管　　　　　睾丸

阴囊

正常位置睾丸　　隐睾症

正常　　睾丸留在腹腔

输精管
睾丸
阴囊

隐睾手术后何时复查?

隐睾手术后如果没有特殊情况(如高热、伤口出血、明显肿大等),应在术后的第 3 天、第 7 天到门诊复查,了解手术切口恢复情况。术后 3 个月待伤口彻底消肿后到医院复查,了解睾丸位置,从而判断手术效果。

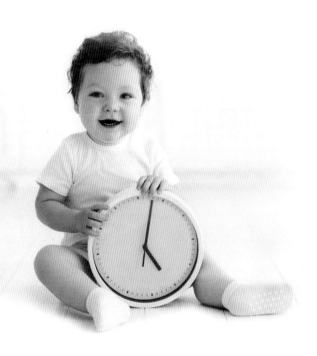

包皮环切手术
的适应证有哪些?

包皮环切的首要适应证是瘢痕包茎,即包皮口形成又硬又厚的瘢痕,完全不能上翻显露阴茎头。一般3~5岁的男童存在生理性包茎是正常的,原因是包皮口有一个非瘢痕性的狭窄坏,导致包皮不能上翻,这种情况家长可以通过手法扩张使狭窄环逐渐消失。包皮环切的次要适应证是包皮粘连,即包皮与阴茎头之间形成粘连,导致不能上翻显露阴茎头,可以通过手法扩张分离粘连解决。单纯的包皮长,如果能够上翻显露阴茎头,平时只需要注意定期翻开清洗就可以了。

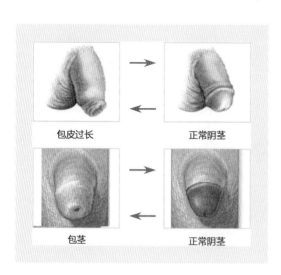

包皮过长　　　　正常阴茎

包茎　　　　正常阴茎

包皮环切手术后会有哪些并发症及如何处理?

包皮环切手术后的主要并发症包括:伤口出血、感染裂开、狭窄环形成、外观不满意、尿道口狭窄等。做完包皮环切手术的前3~5天,伤

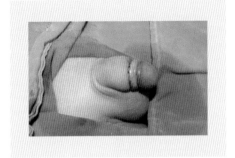

口局部是加压包扎的,目的是止血和防止感染。如果包扎敷料上有少量渗血是正常的现象。但如果出血量多甚至有不断的滴血就需要到医院打开敷料检查,止血。3~5天后拆除敷料,每天用外用药物,如3%硼酸洗液或康复新液湿敷或浸泡阴茎伤口,每次5~10分钟,每天2~3次,目的是预防感染。如术后局部发生感染,应及时行抗感染治疗,以避免狭窄环再次形成。此外,如果术中切除的包皮过少,可能出现包皮口瘢痕狭窄,需要再次手术;而包皮切除过多,可能引起勃起疼痛。

如何判断阴茎是否有弯曲？

　　正常儿童阴茎在勃起时应当伸直,阴茎勃起时出现弯曲多出现在病理状态。尿道下裂多合并阴茎向下弯曲,尿道上裂则多合并阴茎向上弯曲。有些小儿没有尿道上裂或尿道下裂,也会出现单纯的阴茎弯曲。判断阴茎是否存在弯曲,可在阴茎勃起时用肉眼观察,此时要尽量将包皮上翻,完全露出阴茎头。如果不能明确,可以在手术进行阴茎皮肤脱套后观察阴茎海绵体,在海绵体中注入生理盐水,观察阴茎海绵体勃起情况。无论阴茎如何弯曲,手术都应尽量将其伸直,否则成年之后可对性生活产生影响。

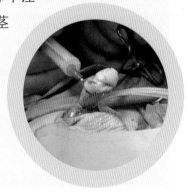

尿道下裂手术修复成功的标准是什么?

尿道下裂常见的问题包括:

🌼 阴茎下弯。

🌼 尿道开口位置异常。

🌼 包皮分布异常(帽状堆积于阴茎背侧)。

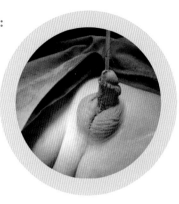

判断尿道下裂手术修复成功与否主要看以下几点:

🌼 阴茎下弯充分矫正。

🌼 尿道开口通过手术到达正位。

🌼 阴茎外观满意,类似成人包皮环切后的外观。

尿道下裂手术容易吗？

尿道下裂手术术后并发症多,尤其尿瘘发生率高。目前,已知的手术方法达 300 余种,但至今尚没有一种术式能够解决各种类型的尿道下裂而被所有医师所接受,由此也可以看出尿道下裂手术的难度。幸而一百多年来广大医师的辛勤努力积累了大量丰富的临床经验,使得尿道下裂的手术修复效果有了质的飞跃。

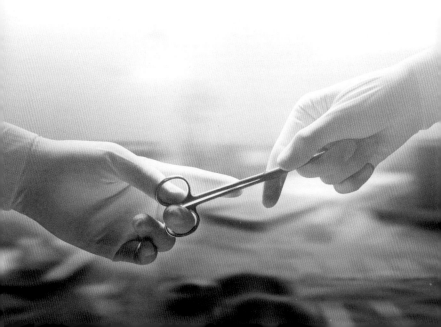

尿道下裂患儿住院期间的
护理应该注意什么？

尿道下裂患儿术后需留置导尿管，所以最佳的体位为平卧位，并应用支被架，避免伤口局部的摩擦，同时起到通风的作用，使伤口尽量保持干燥。对于留置的尿管，要特别注意是否通畅，避免牵拉、扭曲，甚至脱管。术后 5~7 天拆除阴茎敷料后切口直接暴露，此时更应注意避免摩擦及保持清洁干燥。如分泌物较多，应请医生及时清理。有条件的医院可采用局部理疗以促进伤口的恢复。此外，患儿恢复过程中有可能出现疼痛、尿管中少量出血等膀胱刺激症状，均属于正常现象。一般术后 10~14 天拔除导尿管即可恢复正常排尿。

尿道下裂术后如何观察排尿？

尿道下裂术后,刚刚拔除尿管后的小儿可能会因为怕伤口疼痛而不敢排尿,此时可采用半卧位-半蹲位-直立位训练排尿,可以使小儿慢慢适应直立排尿,亦便于观察排尿情况。大部分小儿会出现尿频,多的一天达数十次,家长不必紧张,随着尿道水肿的消退,会逐渐恢复正常。家长要每天观察小儿的排尿情况,看是不是从阴茎头的正位尿道口排尿、有没有其他部位的漏尿、排尿时是否通畅、是不是成尿线、尿流大小、排尿时是否很费力、排尿时尿道是否会鼓包等。如果小儿出现排尿困难(一般发生在术后2~4周,即排尿时哭闹、尿流细小如针尖样、滴尿、尿不成线、尿不远),需要家长及时带其至医院复查,有利于早期处理,避免再次手术。

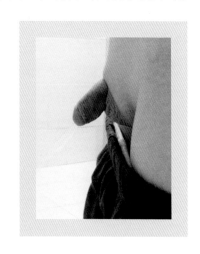

尿道下裂术后怎样泡洗阴茎？

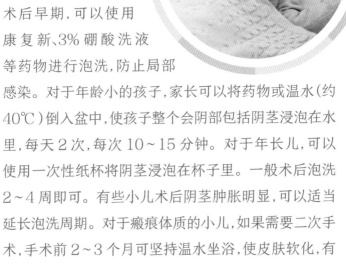

尿道下裂术后的小儿，阴茎的手术切口部位会留有缝线和血痂，进行泡洗有利于缝线吸收、血痂脱落，亦可促进水肿的消退。术后早期，可以使用康复新、3%硼酸洗液等药物进行泡洗，防止局部感染。对于年龄小的孩子，家长可以将药物或温水（约40℃）倒入盆中，使孩子整个会阴部包括阴茎浸泡在水里，每天2次，每次10~15分钟。对于年长儿，可以使用一次性纸杯将阴茎浸泡在杯子里。一般术后泡洗2~4周即可。有些小儿术后阴茎肿胀明显，可以适当延长泡洗周期。对于瘢痕体质的小儿，如果需要二次手术，手术前2~3个月可坚持温水坐浴，使皮肤软化，有利于降低手术难度及并发症。

尿道下裂术后常见的并发症有哪些?

尿道下裂术后常见的并发症包括:

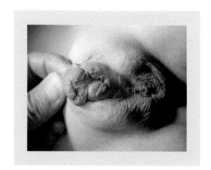

🔆 **尿道狭窄:** 一般术后 3 个月之内的早期狭窄可用尿道扩张解决,应在发现排尿困难、尿线纤细的时候及早就诊,避免二次手术。

🔆 **尿道瘘:** 尿道瘘是尿道成形术后最多发的合并症,尿液可以从成形的尿道任何部位漏出,一般在术后 6 个月以后进行二次手术修补。即使出现大的尿瘘,远端的尿道一般情况下是不会自己关闭的,家长不用过于担心,修瘘手术较第一次手术要简单,成功率亦高。

🔆 **尿道憩室:** 小儿排尿时尿道鼓包,像撑粗的皮管子,如果尿道扩张的严重,亦需要二次手术修剪尿道。

尿道下裂出院后护理的
注意事项有哪些?

　　患儿尿道下裂术后出院回家后,早期可以每天使用药物或者温水泡洗阴茎,促进水肿尽快消退,有利于排尿通畅。阴茎头及缝线处的血痂尽量使其自行脱落,避免局部用力摩擦。逐渐锻炼患儿的排尿习惯,使其慢慢适应,可以先从半卧位、半蹲位开始,逐渐过渡到站立位排尿。此外,还应该观察患儿有无术后并发症,比如排尿困难、尿瘘、尿道憩室等。出现上述并发症,只有排尿困难需要尽快处理,其余并发症一般需待术后 10~12 个月进行二次手术修复。部分患儿因为手术方式不同,可能会带导尿管出院。家长需要注意保护导尿管,避免过度牵拉,尿袋的位置应该低于膀胱,利于尿液的引流。

什么是阴茎下弯?

阴茎下弯是指阴茎头或阴茎体向下(腹侧)弯曲,按阴茎头与阴茎体纵轴的夹角,可将阴茎下弯分为:轻度,<15°;中度,15°～35°;重度,>35°。后两者在成年后有性交困难。导致阴茎下弯的原因,有包皮系带过短、阴茎海绵体硬结症、阴茎白膜发育异常、尿道口远端尿道板纤维组织增生牵拉、阴茎体尿道腹侧皮下各层组织缺乏、阴茎海绵体背腹两侧不对称等。对于单纯阴茎下弯(尿道外口位置正常)的患儿,小于15°的下弯是可以不处理的,但15°以上的下弯,需要手术矫直,下弯严重的患儿一般包皮较少,部分需要二次手术才可纠正畸形。

尿道下裂术后需要随诊多久?

尿道下裂术后随访时间一直没有定论。一般提倡随访到青春期甚至结婚后。早期随访关键是看有无合并症(尿道狭窄、尿道瘘、尿道憩室等)及是否有排尿异常。远期随访需了解青春期后的第二性征发育(青春期可能会出现雄激素水平异常),婚后性生活情况,如是否有勃起障碍、阴茎伸直是否满意、射精是否顺畅等,以及患者的生育情况。让患儿及家长了解尿道下裂只是一种外生殖器畸形,治愈后与正常男性一样。成功的尿道下裂修复可使术后阴茎外观接近正常,是消除患儿心理负担的最好方法。

肾积水的常见原因及临床表现
有哪些?

肾盂输尿管连接部梗阻是肾积水的常见原因,包括肾盂输尿管连接部狭窄、高位输尿管口、肾盂输尿管连接部瓣膜、输尿管外部的索带和粘连、肾盂输尿管连接部息肉、肾盂输尿管连接部及输尿管上段缺乏蠕动能力

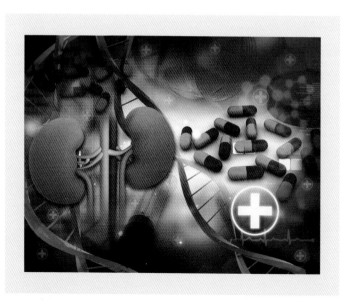

等。以上每个因素都可以引起肾积水,先天性肾积水可经产前 B 超检出。肾积水包括以下症状:

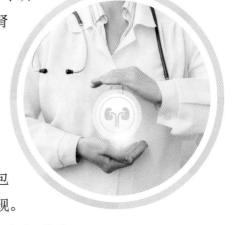

❀ 腹部包块:有些严重肾积水在患侧腹部能触及囊性包块,多在洗澡时偶然发现。

❀ 腰腹部间歇性疼痛:绝大多数患儿能陈述上腹部或脐周部痛,年龄较大者可明确指出疼痛来自患侧腰部,疼痛发作时可伴恶心、呕吐。

❀ 血尿:血尿发生率为 10%～30%。

❀ 尿路感染:发生率低于 5%,一旦出现均较严重,常伴有全身中毒症状,如高热、寒战和败血症。

❀ 高血压:无论小儿或成人均可能出现高血压。

❀ 肾破裂:肾积水患儿受到直接暴力或跌倒时与硬物相撞,肾易破裂。

❀ 尿毒症:双侧肾积水或单肾并发肾积水,积水严重未行治疗的患儿可有肾功能不全表现。患儿生长、发育迟滞,或有喂养困难、厌食等消化系统紊乱症状。

如何判断小儿肾积水是否需要手术治疗？

肾积水患儿可能会出现腹痛、腹部包块、血尿及泌尿系统感染(尿频、尿急、尿痛)等临床症状,对于存在此类临床症状的小儿手术治疗是必需的。有些小儿没有任何临床症状,只是在身体检查时发现由肾积水引起的泌尿系统结石、高血压、肾功能损害,以及行B超等检查发现肾盏明显扩张、肾实质明显变薄等情况,这些情况也是需要进行手术治疗的。对于没有临床症状且B超等辅助检查发现肾积水较轻、肾功能没有明显受损的小儿,可以定期复查肾积水变化,并不急于手术。

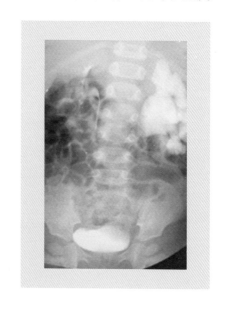

肾积水术后积水能完全消失吗？
肾脏能恢复正常吗？

很多家长对肾积水的手术效果存在错误的理解，他们认为肾积水通过手术治疗好了，患儿就不应该再存在肾积水了，这听起来很有道理，可实际不然。举个例子可以让大家更好地理解这件事。可以把肾积水患儿装满水的肾脏比喻成一个充满气体的气球，把不存在肾积水的正常肾脏比喻成一个没有吹过气的新气球。大家都有这样的常识，就是没有吹过气的气球在充满气之后即使把里面的气放掉，气球的大小怎么也都比没吹过气之前新的时候大了。肾积水的手术也是如此，即使手术把肾脏的水都放了，肾脏的大小也不可能回缩成正常的大小了，总还是存在肾积水，只是肾积水的程度比手术之前有减小或没有继续加重的趋势，因为患病的肾脏已经被水撑大了。患病肾脏的功能也是如此，即使手术效果很好，肾脏功能完全恢复正常的概率也小于10%，大多数肾功能较术前有好转。

肾积水手术后成功的
标准是什么?

肾积水手术成功的标准是小儿在手术前存在的腹痛、腹部包块、血尿等临床症状消失。在手术后 3~6 个月复查的时候,做 B 超、静脉肾盂造影等检查会发现小儿的肾积水程度较手术前有所好转或没有继续加重的趋势,即可认为手术效果良好。在临床上,术后复查时很难见到扩张的肾盂、肾盏完全恢复正常的小儿,有数据表明,真正能恢复正常者不到10%。

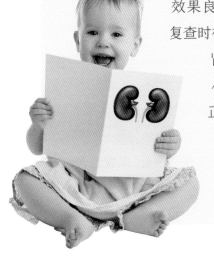

肾积水手术术后护理
有哪些注意事项？

肾积水患儿手术后，在体外或体内会留置肾造瘘管、肾周引流管、输尿管支架管或双J管等多种管道，各种管道的护理对于达到预期

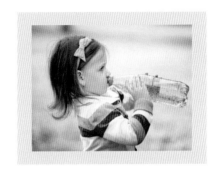

的手术效果有很重要的作用。首先，要做好各种管道的固定，防止管道受压、折叠、脱落。其次，要注意观察管道的引流情况，包括管道是否通畅，管道引流出液体的性状、多少等。 此外，在手术后当天家长要避免过早给患儿进食，以免因呕吐引起误吸，如无禁忌，可嘱家长在手术后第1天视患儿的情况给予适量饮水，进流食，第2天给易于消化吸收、富于营养的饮食，以保证患儿的营养需求。可以适当给予水果、蔬菜及粗纤维食物，同时还要鼓励患儿多饮水，保持大便通畅，防止便秘。

肾积水手术术后有哪些
常见的并发症?

肾积水手术术后肾盂输尿管连接部持续梗阻造成
肾积水不缓解是最常见的并发症。原因为手术部位瘢
痕增生造成肾盂输尿管连接部吻合口的狭窄或闭锁。
此类并发症发生的概率约为 2%~5%。此外,尿外渗、
伤口感染、无症状持续的泌尿系统感染也是肾积水手术
后常见的并发症。

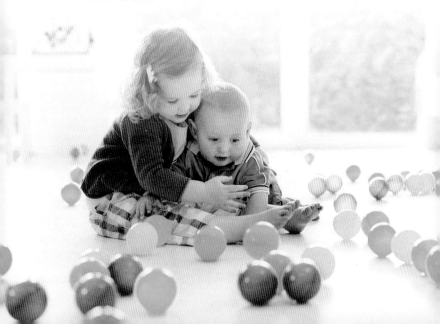

肾积水术后多久复查，
复查前需要准备什么?

　　对于体内留置双 J 管的患儿，在手术后 1~3 个月进行复查是必要的，此时医生会根据患儿的具体情况决定何时取出体内留置的双 J 管。由于取出双 J 管是需要对患儿进行麻醉的，所以在手术前保持无呼吸道感染、禁食水 6~8 小时是必需的，在手术前做影像学检查了解双 J 管的位置也是必需的。对于没有体内引流(即出院时已经拔除肾造瘘管)的患儿，手术后 3~6 个月再复查即可。复查的时候需要进行 B 超、静脉肾盂造影或肾脏核素扫描等检查，以便于了解肾积水程度、肾功能恢复的情况。在复查的时候要准备好患儿在手术前的相关辅助检查材料，用于与术后检查结果的比对。

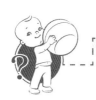

腹腔镜肾积水手术与传统手术
相比有什么优缺点？

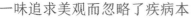

　　腹腔镜肾积水手术具有腹部瘢痕小、创伤小、痛苦轻、恢复快等优点，但也存在缺点，如手术费用相对高、手术时间相对长，还存在如手术过程困难，需在手术中改为开放性（传统）手术的情况。而传统手术能够解决腹腔镜手术不能解决的困难手术状况是其自身最大的优势。有经验的医生一定会根据患儿所患肾积水的具体情况选择适当的手术方式，不能一味追求美观而忽略了疾病本身的特点。

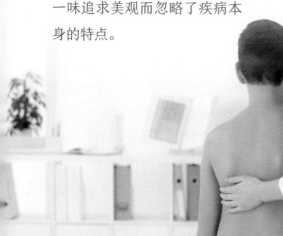

肾积水术后腹部的管子有什么作用?

小儿肾积水一般以肾盂输尿管交界处狭窄、输尿管膀胱交界处狭窄及反流引起的肾积水居多。

肾盂输尿管交界处狭窄切口在左(右)上腹部。术后留置管子有肾造瘘管及输尿管支架管,其中肾造瘘管主要放在肾盂(即肾脏产尿液后汇集处),起到引流尿液的作用,并可在术后进行亚甲蓝实验(自此管子注射蓝色液体,观察手术成功与否),如手术失败,可暂时留置肾造瘘管,保证肾脏功能不受损。输尿管支架管放在输尿管与肾盂吻合口的中间,起支撑作用,保证术后吻合口通畅。

输尿管膀胱交界处狭窄及反流切口在中下腹腹横

纹处。术后主要留置的管子有导尿管、输尿管支架管、膀胱造瘘管。导尿管是从尿道外口进去的管子,进入到膀胱里,起到引流尿液、放松膀胱、减轻膀胱内压力的作用,可加快手术伤口愈合。输尿管支架管是支撑在输尿管与膀胱吻合口之间的管子,可保证术后吻合口通畅。有些术者喜欢在下腹部正中放膀胱造瘘管,防止尿管堵塞,尿液排不出来。

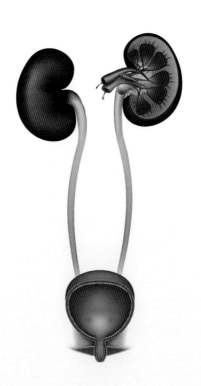

肾积水手术放置的双 J 管
有什么作用？何时取？

双 J 管的一端放在肾盂里，另一端放在膀胱里。肾积水手术放置双 J 管的作用主要是引流肾脏的尿液，保证肾脏引流通畅，使肾功能不受伤害，同时起到支撑作用，使术中的吻合口通畅。有些手术放置了双 J 管后，可以不用放肾造瘘管、输尿管支架管、膀胱造瘘管等，但是这个管子需在 2 个月后经尿道重新取出，可在手术室全麻下经尿道镜取出，配合的患儿无需麻醉可在治疗室取出。

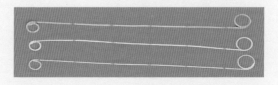

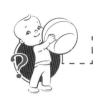

什么情况的肾积水
需要切除肾脏?

　　需要具体问题具体分析。有些积水的肾脏虽然功能低于 10%,但经过手术后功能又恢复达 10% 以上,不需要切除肾脏。肾、输尿管恶性肿瘤继发的肾积水则需切除肾脏。如果患儿只有一个肾脏且有积水,同时肾功能低于 10%,则以保留肾脏、保护肾功能为首要任务;如果一侧积水肾脏功能能低于 10%,另一侧肾脏有恶性肿瘤、不可逆损害、潜在坏死等可能,积水肾脏还是以保留为上策。

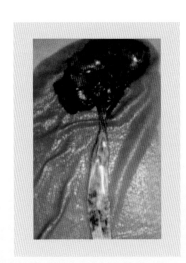

如何判断膀胱输尿管反流的
患儿是否需要手术治疗？

因为膀胱
输尿管反流可
导致肾脏不可
逆损害,导致肾
瘢痕、肾性高血
压等疾病,同时

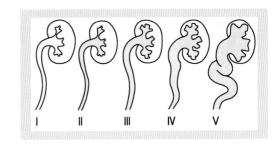

可伴有反复泌尿系统感染症状(发热、尿频、尿急、尿痛),
所以患儿需要手术。手术时间根据临床表现及年龄而
定。如果长期口服预防量的抗生素肾功能进行性损害
(通过长期门诊检查)就需手术治疗。在肾功能不受损
情况下,如无法忍受反复泌尿系统感染亦可手术。国外
认为泌尿系统感染 3 次以上可造成肾瘢痕不可逆性损
害,也需手术治疗。一般选择 1 岁之后手术。

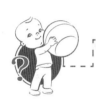

输尿管远端梗阻的患儿在什么情况下需行手术治疗？

输尿管远端梗阻可造成肾输尿管积水，继而导致肾实质受压，肾功能受损，一般这类疾病泌尿系统感染的少，手术时间需根据临床症状及年龄而定。如果门诊检查发现肾功能进行性损害就需手术治疗，尤其是急性梗阻应尽快手术治疗。因膀胱容量较小，手术时间一般选择在 1 岁以后，但并不绝对，如肾功能受损严重，可通过肾造瘘缓解保留肾功能。国外还有通过经膀胱镜留置双 J 管、输尿管膀胱开口扩张等方法姑息治疗，待 1 岁后手术治疗。

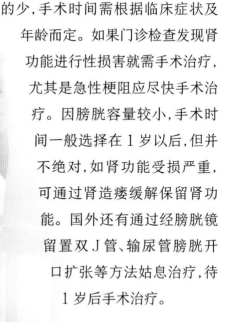

输尿管再植手术后的患儿
为何总是说下腹疼痛和想排尿?

输尿管再植术后需要在膀胱里放几根管子,其中有一根是导尿管或膀胱造瘘管。管子在膀胱里可刺激膀胱引起膀胱痉挛,引起腹痛和总想排尿的感觉;与手术方式也有关系,膀胱外分离输尿管再植这种方法引起膀胱痉挛症状较重,与损伤膀胱周围神经有关系,也可引起排尿困难等症状,有些患儿拔掉这些管子后仍有某些症状,估计与此有关。目前,无法预防这些症状的产生,只能通过改变手术方法、少放管子进膀胱、手术操作小心仔细来改善。一般无后遗症,症状随着时间可改善。

BABY NEWS

输尿管再植手术后的
并发症有哪些?

输尿管再植手术后近期并发症有血尿、膀胱痉挛等,远期有输尿管远端梗阻、膀胱输尿管反流、泌尿系统感染、排尿异常等。近期并发症主要在术后住院期间产生,症状随着住院进程可慢慢改善,可通过口服解痉药物缓解。排尿异常包括尿频、排尿困难、排尿痛等症状,也可通过时间推移好转,无需治疗。术后最主要的并发症是膀胱输尿管反流、输尿管远端梗阻,泌尿系统感染需长期门诊检查治疗,如肾积水加重、反复泌尿系统感染需再次手术治疗。

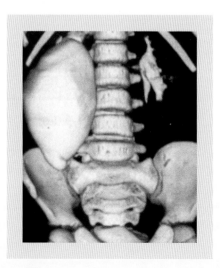

输尿管再植手术后何时复查？
复查哪些项目？

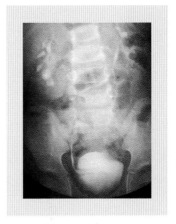

输尿管远端梗阻或者原发性膀胱输尿管反流的患儿在进行输尿管再植术后需要定期复查。手术后 3~6 个月做超声检查可了解肾输尿管积水缓解的程度，排尿性膀胱尿道造影可以确定术后是否有膀胱输尿管反流存在，如果没有反流，说明手术成功。在术后 1 年可以再进行一次排尿性膀胱尿道造影检查，如果此次检查结果正常，则之后不用再进行排尿性膀胱尿道造影的检查，疾病已彻底治愈。长期的随访可以利用静脉尿路造影或超声检查了解肾脏结构和生长是否正常。如果术前已经有反流性的肾脏瘢痕存在，则需要在术后半年左右进行核素扫描的检查以了解肾脏瘢痕的恢复情况。此外，还可以同时复查尿常规，了解是否仍有泌尿系统感染。

肾母细胞瘤可怕吗？

肾母细胞瘤又叫肾胚胎瘤或 Wilms 瘤，是小儿最常见的原发于肾脏的肿瘤。一般见于 6 岁以下儿童，2~4 岁最为多发。病因目前还不是很清楚，可能与胚胎期肾脏发育异常有关系；遗传因素在发病中也有一定的作用，双侧肾母细胞瘤的患儿其下一代患肿瘤的概率可达 30%。肿瘤多因家长在给小儿洗澡或换衣服时摸

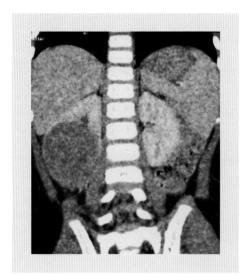

到腹部的肿块而发现，有些小儿还会有尿血或长期低热、食欲缺乏的表现。通过超声、CT等相关检查可以诊断肾母细胞瘤，在诊断清楚之后就需要治疗了。肾母细胞瘤的治疗需要综合治疗，包括手术

切除、化疗，必要的时候还需要辅
助放射治疗。根据肿瘤生长情况
和病理的分类来决定化疗药物
的种类和化疗的疗程长短。目
前，经过完整的综合治疗之
后，肾母细胞瘤 2 年生存率
在 85% 以上，甚至达 95%。
所以，肾母细胞瘤并不是
十分可怕，只要及时发
现，规律治疗，远期效果
还是很好的。

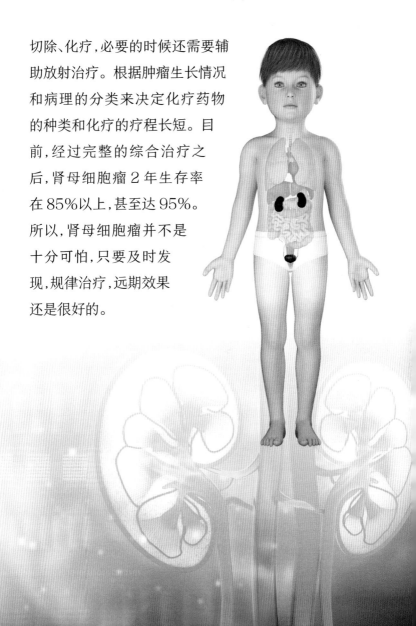

肾母细胞瘤患儿的预后与
哪些因素相关?

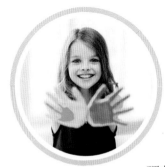

肾母细胞瘤的预后主要和以下因素相关:

🌼 合理的治疗,包括手术和化疗、放疗的综合治疗。手术完整切除肿瘤,术后规律的化疗,必要时辅助以放疗,会有非常理想的治疗效果。

🌼 肿瘤的病理组织类型、临床分期。肾母细胞瘤分为预后良好型和预后不良型两类,上皮型、间叶型、混合型和胚芽型预后良好,预后差的组织结构包括间变型、肾透明细胞肉瘤和肾恶性横纹肌样瘤。肿瘤分期越低,化疗效果越好。

🌼 发病年龄和肿瘤的体积也和远期效果有关。发病年龄在 2 岁以下的患儿预后比较好;肿瘤体积小的患儿预后比较好;双侧的肾母细胞瘤,相对单侧而言,预后要差一些。

肾母细胞瘤手术后
一定要化疗吗?

　　肾母细胞瘤的治疗必须要综合治疗,单纯的手术切除肿瘤效果较差。所以,肾母细胞瘤手术之后是一定要进行化疗的。化疗使得肾母细胞瘤患儿的生存率大为提高,是近 30 年来治疗学上的重要进展。根据病理和肿瘤分期,化疗一般在 6 ～ 15 个月。有些巨大肿瘤或双侧的肾母细胞瘤也需要进行术前的化疗,可以缩小肿瘤体积,降低手术难度。现在的化疗方案和药量还在不断地总结,如何使用损害最小的治疗获得最佳的结果将是未来努力的方向。

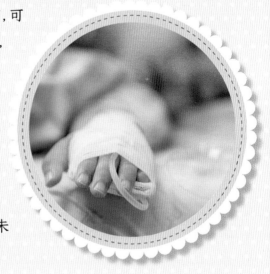

如何判断重肾的患儿是否需要手术治疗？

重肾即重复肾脏和(或)输尿管,是一种较为常见的肾脏和输尿管先天畸形,女童多见,发生率约为1:1 500。重复的肾脏多长在一起,不能分开。重复的输尿管可为完全重复,或不完全重复,多数开口于膀胱内,也有部分异位开口于尿道、前庭或阴道,个别还合并

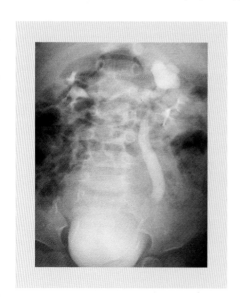

有输尿管膨出。如果重肾合并输尿管开口异位、肾积水、肾输尿管积水、输尿管膨出等并发症则需行手术治疗。反之,如不合并肾和(或)输尿管积水,没有输尿管开口异位及临床症状者可以观察随诊,无需治疗。

神经源性膀胱如何治疗？

神经源性膀胱是指因某些原因引起控制排尿的中枢或是周围神经的损害而导致的储尿和排尿的障碍。储尿障碍主要表现为尿失禁，而排尿障碍主要表现为尿潴留。尿失禁使患儿的生活质量下降，而尿潴留会造成上尿路的损害，影响肾脏功能。

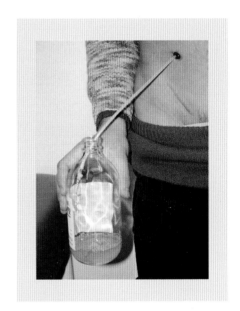

神经源性膀胱治疗的主要原则就是防止上尿路损害，预防泌尿系统感染，保护膀胱储尿和排尿的功能，提高患儿的生活质量。治疗方法主要包括清洁间歇导尿、药物控制、外科手术及康复训练。针对不同种类的神经源性膀胱，几种方法可以单一或联合使用。

神经源性膀胱为什么要做清洁间歇导尿？

导尿术可以将神经源性膀胱患儿膀胱内的尿液及时排空,使上尿路引流通畅,肾功能得到保护,但传统的留置导尿管的方法增加了患儿泌尿系统感染的概率。清洁间歇导尿是一种相对理想的方法,既保证了尿液的及时引流,又在很大程度上减少了泌尿系统感染的发生。清洁间歇导尿在神经源性膀胱的治疗、保持患儿尿不失禁的状态以及外科手术后训练等方面都有重要意义;可以达到无尿失禁或尿潴留,防止上尿路恶化,长期的每天4~6次的导尿也可以满足患儿日常的学习和生活需要,对于提高神经源性膀胱患儿的生活质量有重要意义。

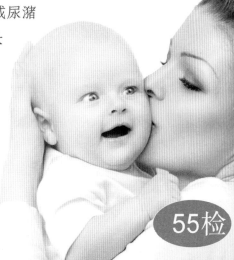

55检